T0224271

Mentale training in de sport

Voor Linda, Roman en Orson

Mentale training in de sport

Toepassing en effecten

Rico Schuijers

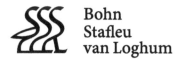
Bohn
Stafleu
van Loghum

Eerste druk, eerste en tweede oplage, Elsevier, Maarssen, 2004-2006
Eerste druk, derde oplage, Elsevier, Amsterdam, 2010
Tweede (ongewijzigde) druk, Bohn Stafleu van Loghum, Houten 2016

ISBN 978-90-368-1624-3   ISBN 978-90-368-1625-0 (eBook)
DOI 10.1007/978-90-368-1625-0

© 2016 Bohn Stafleu van Loghum, onderdeel van Springer Media

NUR 480
Basisvormgeving omslag en binnenwerk: Martin Majoor, Arnhem
Opmaak binnenwerk: Tara Schollema-Campen, Studio Imago, Amersfoort
Omslagontwerp: Elgraphic + DTQP bv, Schiedam

Bohn Stafleu van Loghum
Het Spoor 2
Postbus 246
3990 GA Houten
www.bsl.nl

Voorwoord

Het boek dat voor u ligt is een bewerking van mijn proefschrift. Onder begeleiding van mijn promotor prof. dr. Jürgen Nitsch ben ik aan de Sporthochschule in Keulen gepromoveerd op *The Effect of Mental Training Consultancy in Elite Sports: Theoretical Considerations and Field Studies on Mental Skills, Mental Concepts and Sport Performance of International Level Elite Athletes and National Level Juvenile Ten-pin Bowlers.* Dit boek bevat enkele wijzigingen ten opzichte van het origineel. Het proefschrift is geschreven voor sportpsychologen en andere geïnteresseerden, dit boek is voor mensen uit de praktijk, sporters, trainers, coaches, ouders, begeleiders, bestuurders en sportpsychologen.

Allereerst gaat mijn dank uit naar de honderden sporters met wie ik de laatste vijftien jaar heb gewerkt en nog werk, voor hun inspiratie, passie en gedrevenheid. Zij inspireren me om scherp te blijven, me verder te ontwikkelen en zelf topprestaties te leveren. Verder wil ik de trainers, coaches en bestuurders met wie ik werk en heb gewerkt bedanken voor hun waardevolle feedback. Ik wil alle nationale en internationale collega's die ik de afgelopen vijftien jaar heb ontmoet bedanken voor hun kennis en ervaringen. De inspirerende samenwerking met Hardy Menkehorst, Loes de Ridder, Toon Damen en Frank van den Berg heeft veel extra inzichten en kennis opgeleverd. Ik wil Rogier Hoorn hierbij bedanken voor zijn bijdrage en Sanne Bakker en Katja Mosmans voor hun stagewerk.

Rico Schuijers,
Beuningen, voorjaar 2004
www.ricoschuijers.nl

Inhoud

Inleiding

Dit boek heeft een praktische en wetenschappelijke relevantie. Het is zowel bedoeld voor sporters, mensen die werkzaam zijn in de sport en geïnteresseerde leken als wetenschappers.

Het praktische gedeelte beslaat de hoofdstukken 1, 2 en 3. Ze zijn bedoeld om inzicht te geven in de processen die sportprestaties beïnvloeden. Door een verbeterd inzicht en begrip van deze processen, zijn we beter in staat om de juiste vaardigheden, interventies en adviezen te gebruiken. Er zijn oefeningen opgenomen ter verbetering van de sportprestatie (ademhalings-, ontspannings- en energizings-, concentratie-, verbeeldings- en denkoefeningen) waarmee de sporter zelf aan de slag kan gaan.

Vanuit wetenschappelijk oogpunt richt dit boek zich in hoofdstuk 4, 5 en 6 op de toegepaste kant van de sportpsychologie. Hierin vindt u informatie over hoe een mentale-trainingsprogramma effectiever kan worden en wat daarbij de onderscheidende factoren zijn. Er worden hypothesen gepresenteerd en getoetst ten aanzien van de effectiviteit van een mentale-trainingsprogramma, niet alleen wat betreft de vaardigheden, maar ook andere factoren die een verandering teweeg kunnen brengen in het gedrag van de sporter. Het wetenschappelijke werk is gedaan met topsporters van wereldniveau zoals olympische sporters en deelnemers aan wereldkampioenschappen.

NB: Daar waar voor de sporter 'hij' in de tekst gebruikt wordt, leze men 'hij of zij'.

1 Het werkt

Dit boek begint bij het eind: de aanbevelingen en resultaten van het onderzoek waar dit boek een weergave van is. Na het bespreken van de uitkomsten van het onderzoek, volgt in paragraaf 1.2 de inleiding op het onderzoek en dit boek.

1.1 AANBEVELINGEN

1.1.1 Aanbevelingen voor sporters

De resultaten van dit onderzoek laten zien dat mentale-trainingsprogramma's effectief zijn voor het verbeteren van sportprestaties. Sporters die mentale vaardigheden gebruiken als normaal onderdeel van hun training, presteren beter. De uitvoering van hun bewegingen is effectiever, zij bereiken een hoger persoonlijk niveau en zij winnen vaker. Voor sporters is het belangrijk te beseffen dat verandering van cognitieve structuur de beslissende factor is. Dit is de manier waarop de sporter de wedstrijd, de omstandigheden en zichzelf waarneemt. Als deze verandering plaatsvindt, dan zal de sportprestatie verbeteren. De vraag hóe deze verandering plaatsvindt (door mentale vaardigheden, interactie met sportpsychologen of omgevingsfactoren) is daarbij van minder belang. Mentale-trainingsprogramma's verbeteren mentale factoren zoals:

- zelfvertrouwen;
- bereiken van het juiste spanningsniveau in wedstrijden;
- omgaan met omstandigheden;
- verklaren van prestaties.

Met name deze vier factoren verbeteren sportprestaties.

1.1.2 Aanbevelingen voor coaches en trainers

Het wordt aanbevolen een mentale-trainingsprogramma te implementeren in het fysieke trainingsprogramma. Er dient extra aandacht te zijn voor met name de eerdergenoemde vier factoren bij sportprestaties. De sporters moeten leren hun spanningsniveau te controleren en voorbereid zijn op het omgaan met wisselende omstandigheden. Bij de evaluatie na een wedstrijd is het belangrijk aandacht te besteden aan hóe de sporters de verrichte prestatie verklaren. Succesvolle sporters verschillen van minder succesvolle sporters door de juiste verklaringen die ze voor hun prestaties geven. 'Juist' betekent dat de evaluatie constructief en eerlijk is en het zelfvertrouwen vergroot.

1.1.3 Aanbevelingen voor trainingsmethoden

Het hypothetische model (zie figuur 5-5) geeft aan dat variatie in training belangrijk is voor het opbouwen van sterke, doch flexibele bewegingspatronen. Er moet altijd wedstrijdgericht getraind worden omdat training de basis vormt voor het oefenen van wedstrijdsituaties en effectieve reacties op die situaties. Feedback is essentieel voor het leerproces om de sporter te laten oefenen de juiste verklaringen voor zijn wedstrijdresultaten te geven.

1.1.4 Aanbevelingen voor wedstrijdvoorbereiding

Dit onderzoek laat zien dat zelfvertrouwen, het bereiken van het juiste spanningsniveau in wedstrijden, het omgaan met omstandigheden en het verklaren van prestaties sterke factoren zijn van het leveren van sportprestaties. In de directe voorbereiding op wedstrijden moet aan deze factoren extra aandacht besteed worden. De mentale vaardigheden die deze mentale factoren – en daarmee sportprestaties – verbeteren, zouden voor elke sporter een standaardonderdeel van de wedstrijdvoorbereiding moeten zijn.

1.2 INLEIDING

Kijkend naar sport, wat zie ik dan? Ik zie mensen die vaardigheden tentoonspreiden in een bepaalde omgeving met vastomlijnde regels. Binnen deze spelregels presteren zij. Wat valt mij hierbij het meest op? Deze mensen streven naar het verleggen van hun grenzen. Ze willen sneller, beter en sterker zijn. Ze willen tegen andere mensen strijden om erachter te komen wie de beste is, ze willen winnen.

Als mensen goed presteren zie ik vreugde en tevredenheid op de gezichten en in de lichaamstaal van de sporters. Ze doen de juiste dingen op het juiste moment op de juiste manier. Dit kan leiden tot persoonlijke records, kampioenschappen, wereldrecords en olympische roem. Wat ik ook zie, zijn mensen die niet goed presteren in wedstrijden, ondanks de vele uren van training die ze erin gestopt hebben. Als je naar ze kijkt, denk je dat ze eigenlijk beter zouden kunnen presteren. Misschien door spanning, zenuwachtigheid of afleidingen presteren ze niet zo goed als ze eigenlijk kunnen. De sporter blokkeert en begint onnodige fouten te maken.

1.2.1 Falende sporters

Falende sporters doen niet de juiste dingen, doen ze niet op het juiste moment, of doen ze niet op de juiste manier. Voor een tennisspeler zouden deze drie aspecten van een falende sporter er als volgt uitzien.

- *Niet het juiste doen.*

De tennisspeler slaat de bal 'cross' als langs de lijn beter was geweest.

- *Niet het juiste moment.*

De tennisspeler komt naar het net om te volleren, op het verkeerde moment. Je vraagt je dan af, waarom komt hij nu naar het net?

- *Niet op de juiste manier.*

De tennisspeler doet de juiste dingen, bijvoorbeeld naar het net komen, hij doet het ook op het juiste moment, maar in de uitvoering buigt hij niet genoeg door de knie-ën, en komt zo niet 'onder de bal' en slaat in het net. Alles was goed, behalve de uit-voering, de juiste manier.

Deze observatie is gebaseerd op de werkelijkheid van wedstrijdsport. In iedere sport is het mogelijk een lijst te maken van juiste dingen *om* te doen, *wanneer* je ze moet doen, en *hoe* je ze moet doen. Goed presterende sporters voldoen aan deze drie voor-waarden. Dit zorgt voor fantastische en tot de verbeelding sprekende sportmomenten waarin sporters plezier en bewondering schenken aan de hele wereld. Als sporters falen is aan minstens één van de drie voorwaarden niet voldaan. Dit kan komen door vele oorzaken, bijvoorbeeld lichamelijke redenen, zoals blessures of gebrek aan uit-houdingsvermogen, of mentale redenen als zenuwachtigheid en spanning. Sport-psychologie, en mentale training in het bijzonder, houdt zich bezig met de mentale oorzaken van het succes en het falen van sporters.

Figuur 1-1 geeft een overzicht van de vele factoren die prestaties beïnvloeden of bepalen. Ieder laatste fenomeen aan de rechterkant (cursief) kan de sportprestatie bepalen. Dit onderzoek richt zich op een bepaalde tak van de prestatie: het mentale deel binnen de persoon. In dit gebied vindt mentale training plaats. De andere varia-belen, het lichamelijke deel en het deel buiten de persoon, zijn niet het onderwerp van dit onderzoek. Waar nodig zullen ze wel genoemd worden.

Het doel van de sporter in een wedstrijdsituatie kan worden samengevat als het juiste doen op het juiste moment op de juiste manier. Dit doel is te halen door gebruik te maken van de kennis die voorhanden is in de sportpsychologie.

Om met elkaar te kunnen praten over fenomenen bij sportprestaties hebben wij (practici en wetenschappers in de sport) afgesproken mentale concepten te gebruiken. Dit zijn concepten als beslissingen nemen, waarneming, aandacht, motivatie, moto-risch leren, motorische controle, training, groepsprocessen, agressie, angst, opwinding, faalangst, doorzettingsvermogen, spanning, druk en zelfvertrouwen. Helaas hebben tot nu toe niet alle concepten dezelfde definities. Ze spelen wel allemaal een rol bij prestaties. Sommige hebben te maken met 'juiste doen', andere met 'moment' en weer andere met 'manier', of met alledrie. Het juiste doen op het juiste moment op de juiste manier verzekert dat de sporter op zijn best presteert. Het geeft echter geen voorspellingen of conclusies over het winnen of verliezen van een wedstrijd. Stel dat twee ten-

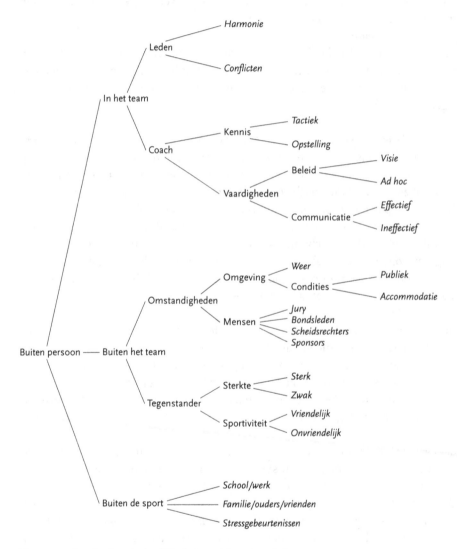

Figuur 1-1a Bepalende en invloedrijke factoren bij sportprestaties

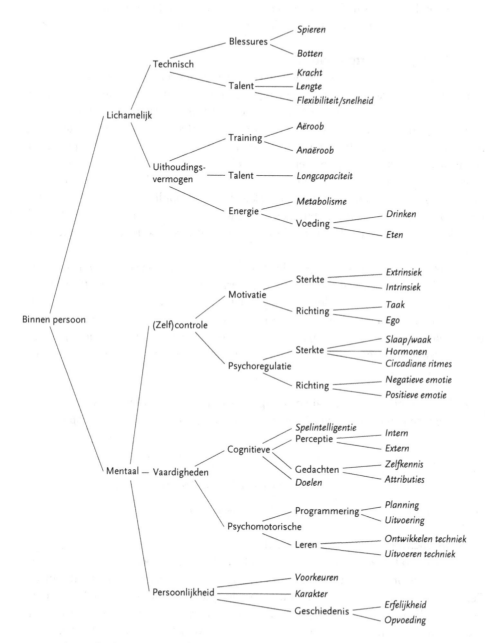

Figuur 1-1b Bepalende en invloedrijke factoren bij sportprestaties

nisspelers het juiste doen op het juiste moment op de juiste manier, uiteindelijk moet er toch één van hen winnen. Dit hangt onder andere af van omstandigheden (weer, wind) en beslissingen van de scheidsrechters. In jurysporten (zoals turnen, taekwondo, dressuur) is soms politiek de beslissende factor voor winst en verlies.

1.2.2 Gedrag en sportprestaties

Sporters waarmee ik werk en heb gewerkt vertellen over hun gedrag en sportprestaties. Hierbij verrasten enkele gebeurtenissen me. Bijvoorbeeld, tijdens een mentale training met een sporter werd gedurende acht uur in het mentale-trainingsprogramma geen verandering door de sporter gerapporteerd. De weerstand tegen de mentale training nam alleen maar toe. Maar in het negende uur werd het plotseling allemaal duidelijk voor de sporter. Het gevolg was een duidelijke verandering in gedrag en sportprestatie. Een andere sporter (een vrouwelijke handboogschutter) kwam bij me voor één uur. Na dat uur brak ze haar persoonlijke record dat al vijf jaar stond. Op mijn vraag: 'hoe is dat mogelijk?' antwoordde zij: 'door met jou een afspraak te maken, besloot ik dat ik een einde zou maken aan een periode van weinig zelfvertrouwen'.

Dit is wat me interesseert: hoe is het mogelijk dat er – zelfs wanneer er geen mentale vaardigheden zijn geleerd – toch veranderingen in gemoed, zelfvertrouwen en sportprestaties kunnen worden waargenomen? Het is duidelijk dat niet altijd de inhoud van de mentale training dit effect tot gevolg heeft. Het effect van een mentale-trainingsprogramma hangt blijkbaar niet alleen af van de aangeboden mentale vaardigheden, maar ook van de werkrelatie tussen de sportpsycholoog en de sporter (Andersen 2000).

> Ik definieer een mentale-trainingsprogramma als het instrueren van mentale vaardigheden en de interactieprocessen tussen de sportpsycholoog en de sporters.

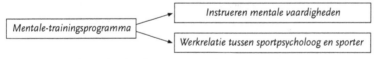

Figuur 1-2 Model voor de inhoud van een mentale-trainingsprogramma

1.2.3 Implicaties voor de sportwereld

De aanbevelingen in paragraaf 1.1 hebben implicaties voor de competitiesport. Wanneer sportprestaties verklaard worden, kan eerst worden gekeken naar figuur 1-1. Een van deze factoren of determinanten kan de sportprestatie verklaren. Wanneer er geen duidelijke sociale, fysieke, technische of tactische oorzaken zijn, kan het een mentale kwestie zijn. Hier worden enkele algemene voorbeelden van ineffectief sportgedrag genoemd. Later in het boek zullen deze verschijnselen worden uitgelegd en worden er, door middel van mentale concepten en vaardigheden, oplossingen voor aangedragen.

Algemene voorbeelden van ineffectief sportgedrag:

1 falen in de eerste ronde van een toernooi vanwege de loting;
2 beter zijn op papier;
3 verliezen van een zwakkere tegenstander;
4 boos zijn op scheidsrechters;
5 missen van een vrije worp of penalty;
6 gespannen zijn voor een wedstrijd;
7 een grote voorsprong verspelen en vervolgens de wedstrijd verliezen;
8 slecht presteren op het moment dat telt;
9 black-out tijdens een wedstrijd;
10 slecht functionerende teams;
11 invloed van andere personen;
12 de automatismen zijn verdwenen;
13 overtraining.

Dit zijn voorbeelden van veelvoorkomende verschijnselen bij sporters over de hele wereld in training en wedstrijden. Bij sporters, trainers en coaches leiden deze verschijnselen tot veel frustratie. Dit onderzoek helpt hen bij het vinden van mentale oorzaken van slechte en goede prestaties. In dit boek vindt u suggesties voor het anders omgaan met deze verschijnselen.

2 Overzicht mentale training/ persoonlijkheid van de sporter

2.1 OVERZICHT MENTALE TRAINING

Mentale training is gedefinieerd als een verzamelnaam voor alle activiteiten die gericht zijn op het leren van mentale vaardigheden met als doel het verbeteren van sportprestaties (Bakker & Dudink 1994). Andere termen als 'psychologische voorbereiding', 'mentale voorbereiding', 'mentale begeleiding', *mental coaching* worden ook gebruikt, maar 'mentale training' lijkt het meest gangbaar. Dit komt waarschijnlijk omdat het processen en doelen impliceert die sporters bekend voorkomen in termen als 'fysieke training', 'snelheidstraining', 'krachttraining', 'technische training' en 'tactische training'. In de Engelstalige literatuur wordt de term *mental training* gebruikt voor de vaardigheden en technieken om sportprestaties te verbeteren. In het Duits verwijst *Mentales Training* naar maar één vaardigheid, namelijk visualiseren. In het Duits wordt de totale mentale training, 'psychologische training' genoemd.

Gabler, Jansen & Nitsch (1990) geven een compact overzicht van mentale training. Zij noemen de intentie, het onderwerp en de methoden van mentale training (zie tabel 2-1).

Tabel 2-1   Overzicht van mentale training

| Intentie | Doel | Vergroten van actiecompetentie
Behouden (stabiliseren) van actiecompetentie
Minimale verslechtering van actiecompetentie
Herstel van actiecompetentie
Gecontroleerd afbouwen (carrière-beëindiging) van actiecompetentie | |
| | Bruikbaarheid | Prestatie (training in sport)
Gezondheid (training door sport)
Kwaliteit van leven (zelfverwezenlijking, zelfontplooiing, plezier in het leven) | >> |

Onderwerp	Basisaccenten, individueel en team	Optimalisatie van actiecompetentie Optimalisatie van zelfbeïnvloedende en ander beïnvloedende actiecompetentie Optimalisatie van bewegingsgedrag onder conditionele, technische en tactische aspecten respectievelijk sociaal gedrag (communicatie- en interactietraining)	
	Componenten van actie-competentie	Prestatievaardigheden	Prestatiepotentie Stressweerstand Relaxatievaardigheden Herstelvaardigheden
		Prestatiegereedheid	Motivationele kwaliteiten Wilsvaardigheden (wilskracht)
	Psychologische basis van regulatie van sportacties	Psychologische structuren	Interne situatie/actie representaties meningen, verwachtingen, vooroordelen
		Psychologische vaardigheden voor analyse/coping	Optimalisatie van zelfcontrole Optimalisatie van problemen oplossen
Methode	Methodologisch gezichtspunt	Etiologisch respectievelijk sympto-matisch gerelateerde processen Motorisch, psychovegetatief, respec-tievelijk cognitief gerelateerde processen	
	Manieren van interventie	(Zelf)stimulatie (Zelf)argumentatie (Zelf)instructie (Zelf)kennis Autosuggestie Actief doen Observeren Visualiseren Denken (In zichzelf) spreken	
	Effectiviteits-principes	Klassieke conditionering Operante conditionering Leren door inzicht	
	Uitvoeringsvorm	Individuele respectievelijk groepstraining Complete respectievelijk gedeeltelijke training Gestandaardiseerde training respectievelijk toegepaste training	

Aangepast overgenomen uit Gabler, Jansen & Nitsch 1990.

Er worden verschillende producten aangeboden aan sporters in een mentaal trainingsprogramma. Van den Berg e.a. (2000, 2001) categoriseerden de mentale vaardigheden in zes producten.

- Product 1: *Bewustwording*

Het proces van het vergaren van zelfkennis als een noodzakelijke voorwaarde voor het veranderen van sportgedrag en wordt bereikt door het gebruik van interview, observatie en psychologische tests.

- Product 2: *Doelen stellen*

Het proces waarbij individuen doelen stellen die hun een richting en motivatie geven om een zeker eindresultaat te kunnen bereiken (Burton 1992).

- Product 3: *Activatie/ontspanning*

Activatie is het proces waarbij individuen hun fysieke en mentale toestand verhogen in situaties waar ze meer energie, motivatie en focus moeten hebben (Zaichkowsky & Takenaka 1993).

Ontspanning zorgt ervoor dat individuen in staat zijn om fysieke *arousal*, spierspanning, hartslag en angst te verminderen, en controle te houden over hun aandacht (Williams & Harris 1998).

- Product 4: *Verbeelding*

Het gebruik van beelden en sensaties om verschillende situaties voor te stellen (Murphy & Jowdy 1992).

- Product 5: *Concentratie/aandacht*

De vaardigheid om de aandacht te richten en vast te houden op taakrelevante aanwijzingen (Nideffer 1986).

- Product 6: *Cognitieve herstructurering*

Het veranderen van ineffectieve gedachten naar effectieve gedachten. Dit wordt in detail in paragraaf 3.5 besproken.

De probleemgebieden waarop de vraag van de atleet gebaseerd kan zijn, kunnen onderverdeeld worden in drie hoofdgroepen met onderliggende thema's (Miller 2000) (zie tabel 2-2).

Het uitgangspunt is dat speciale (crisis)interventies en communicatie *gezond* moeten zijn om een maximaal effect van de mentale vaardigheden te kunnen verwachten.

Tabel 2-2   Overzicht van mentale vaardigheden volgens Miller

Speciale (crisis)interventie	Crisisinterventie: • blessures • eetstoornissen • lichaamsperceptie (lichaamsbeeld) Privé-problemen Coach-sporterconflicten Sporter-sporterconflicten Politiek	
Communicatie	Levensstijlmanagement Begeleidingsteamontwikkeling Onderhandelingsvaardigheden Assertiviteitstrainingen	>>

Communicatie (vervolg)	Communicatievaardigheden
	Conflicthantering
	Teambuilding
	Debriefing
Mentale vaardigheden	Doelen stellen
	Arousalcontrole
	Concentratie
	Self talk
	Visualisatie
	Attributies
	Blessuremanagement
	Afbouwmanagement

2.2 PERSOONLIJKHEID VAN DE SPORTER

Sportpsychologen hebben drie manieren om een sporter te leren kennen: via interview, observatie en tests. Het gebruik van tests, vragenlijsten en *indicators* resulteert in een beschrijving van de sporter die een sportpsychologisch profiel wordt genoemd.

Alvorens dit verder te bespreken, zal ik eerst de beperkingen aangeven van de gebruikte tests. Ik gebruik hierbij Hettema (2002), die een model van Zuckerman hanteert dat enkele niveaus in persoonlijkheid onderscheidt. Onderaan staat onze genetische aanleg. Daarboven komen achtereenvolgens onze neurologische uitrusting (de bedrading in de hersenen), biochemie (lichaamshormonen als adrenaline en serotonine), fysiologie (ons zenuwstelsel dat op situaties reageert met een versnelde hartslag of juist lage ademhaling), conditionering (we raken gewend om op een vaste manier te reageren op een vaak genoeg aangeboden prikkel), sociaal gedrag (alles wat we als kind meekrijgen uit onze sociale omgeving en ons gedrag stuurt) en helemaal bovenaan onze persoonlijkheid, zichtbaar voor anderen en gemakkelijk meetbaar voor psychologen. De onderliggende niveaus bepalen voor een groot gedeelte het uiteindelijke gedrag volgens dit biosociale model van Hettema, maar die zijn veel moeilijker vast te stellen via tests.

Het gebruikmaken van tests en vragenlijsten in de sportpsychologische praktijk is voorbehouden aan psychologen die geschoold en getraind zijn in het afnemen en – met name – interpreteren van tests en vragenlijsten. Resultaten uit (sport)psychologische tests en vragenlijsten moeten worden geverifieerd door psychologische kennis uit interviews en observaties. Het combineren van onderzoeksmethoden geven methodologisch het beste beeld van psychologische variabelen. De tests die in deze paragraaf worden besproken zijn:

- het Structogram®;
- de MBTI®;
- de TCI;
- de EPPS;

- de SBL;
- de UCL;
- de PMT;
- de PPLS.

Voor jongeren worden genoemd:
- de NPV-J;
- de VAK.

2.2.1 Structogram®

Het Structogram® is ontwikkeld door Rolf Schirm (1997). Het meet de biostructuren van de persoonlijkheid die gebaseerd zijn op fundamentele hersenfuncties. In 1973 schreef de hersenonderzoeker MacLean:

> 'Het is mijn vaste overtuiging, gebaseerd op de studie van de hersenen, dat een wijde verbreiding van de kennis over fundamentele hersenfuncties en hun invloed op het gedrag er veel toe zou kunnen bijdragen, dat mensen in grotere harmonie met zichzelf en de maatschappij kunnen leven.'

Aan een dergelijke 'wijde verbreiding van de kennis' ontbreekt het nog. Tussen datgene wat de wetenschap ontdekt en datgene wat ervan in de praktijk wordt toegepast, gaapt een steeds groter wordende kloof. Om deze kloof gedeeltelijk te overbruggen, werden de wetenschappelijke bevindingen van de evolutieleer en het hersenonderzoek door de methodiek van de 'persoonlijkheidsstructuuranalyse' in werktuigen voor de praktijk omgezet.

Om gedrag van mensen te begrijpen en te interpreteren, moet men de structuur herkennen, volgens welke hun hersenen werken. MacLean heeft in zijn studies aangetoond dat de hersenstructuur een drie-eenheid is (zie tabel 2-3).

Tabel 2-3 Overzicht van de drie hersenformaties

	Hersenstam	Tussenhersenen	Grote hersenen
Taak	Zelfbehoud	Zelfhandhaving	Zelfsturing
Tijdsbesef	Verleden tijd	Tegenwoordige tijd	Toekomst
Sociale verhouding	De massa	De groep	Het individu
Eis	Territorium	Status	Kennis
Kleur	Groen	Rood	Blauw

De drie verschillende hersenformaties werken als drie-eenheidhersenen samen. Bij ieder menselijk gedrag en bij iedere menselijke reactie zijn steeds alledrie de hersengebieden op hun specifieke wijze betrokken. Een van de drie is bij de waarneming en bij gedrag dominant. De mate van invloed van de drie hersenformaties, die verregaand genetisch bepaald is, bepaalt de persoonlijkheidsstructuur. Natuurlijk heeft ieder mens weliswaar alledrie de hersenformaties tot zijn beschikking, maar zoals ook in een driemanschap bijna nooit alledrie de partners exact dezelfde invloed uitoefenen en er meestal één domineert, zo hebben ook in de drie-eenheidhersenen niet alle hersendelen dezelfde kansen om het gedrag te bepalen. In uiterlijk vergelijkbare situaties wint daarom meestal een van de hersendelen meer of vaker terrein: de instinctief-gevoelsmatige hersenstam, de impulsief-emotionele tussenhersenen, de koel-rationele grote hersenen. Een dergelijke dominantie van een hersengedeelte roept in het gedrag van een mens karakteristieke eigenschappen op en kenmerkt zijn persoonlijkheid. MacLean (1973) en Schirm (1997) hebben dit verder uitgewerkt en meetbaar gemaakt met het Structogram® (zie tabel 2-4).

Tabel 2-4   Kenmerken van de persoonlijkheid volgens het Structogram®

Instinctief-gevoelsmatige hersenstam	Impulsief-emotionele tussenhersenen	Koel-rationele grote hersenen
Groen	Rood	Blauw
Menselijkheid	Trekt de aandacht	Zakelijk
Optimistisch, vol vertrouwen	Zoekt de snelle oplossing	Planmatig, systematisch
Communicatief	Straalt natuurlijke autoriteit uit	Abstract (schrift, digitale info)
Inlevend, begripvol	Overtuigingskracht	Logisch, analytisch
Positieve invloed op het klimaat en		
gemeenschapsgevoel	Dynamiek, bereikt doelen snel	Oog voor detail
Lost problemen op m.b.v. intuïtie	Nieuwsgierig	Ordelijk, correct
Aan traditie hechtend, trouw	Besluitvaardig	Trouw aan richtlijnen en wetten
Voorkomend	Niet klein te krijgen	Bestendig, betrouwbaar, volhardend, taai, gelijkmatig
Past zich aan	Bereid grote risico's te nemen	Handelingen zijn te voorzien
Beleefd, neemt formaliteiten in acht	Staat in het middelpunt	Streeft naar duidelijkheid, objectiviteit
Oervertrouwen, beheerstheid	Kan anderen enthousiast maken	Leergierig
Capaciteit om enthousiast te maken	Neemt initiatieven	Professioneel zeer ambitieus
Legt graag contact, ongecompliceerd	Flexibel	Afwegend, onderzoekend
Goed geheugen m.b.t. personen	Recht door zee, direct	Beheerst, gecontroleerd
Toont gevoelens, hulpvaardig	Pioniersgeest	Werkt graag alleen
Vermijdt extremen	Minimalist	Staat niet graag op de voorgrond
Houdt van samenwerken	Praktisch handelen	Vooruitziende blik
Is populair	Sterke aanwezigheid	Coördinerend
Zoekt het evenwicht, weegt af	Beweegt graag	Zakelijk constructief
Actieve luisteraar	Creativiteit	Zoekt de beste oplossing
Levensgenieter (houdt van lekker eten en drinken)	Spontaniteit	Sterk rechtvaardigheidsgevoel
Laat dingen op hun beloop (heeft tijd)	Zelfbewustzijn	Goede waarnemer, luisteraar >>

Tolerantie, bereid tot compromissen	Straalt vitaliteit uit, moed	Gevoelig
	Winst-voordeeldenken	
	Strijdlustig, actief	
	Vlug van begrip	
	Gericht op het vinden van oplossingen	
	Experimentele aard	
	Improvisatietalent	
	Energie, spanning	
	Originaliteit	

2.2.2 MBTI®

De Myers Briggs Type Indicator (MBTI®) is een wijdverbreide persoonlijkheidsindicator die gebaseerd is op de typetheorie van Jung (Cornelis 2001). De MBTI is gebaseerd op alledaagse verschillen tussen mensen in hun voorkeuren om energie op te laden, informatie tot zich te nemen, beslissingen te nemen en hun leven in te richten. De voorkeuren zijn als volgt aangegeven.

1   *Energie opladen*
Voorkeuren: Extraversion (E) en Introversion (I).

2   *Informatie tot zich nemen*
Voorkeuren: Sensing (S) en iNtuition (N).

3   *Beslissingen nemen*
Voorkeuren: Thinking (T) en Feeling (F).

4   *Levensstijl*
Voorkeuren: Judging (J) en Perceiving (P).

Extraversion (E) en Introversion (I)

Voor *energie opladen* zijn de voorkeuren Extraversion (E) en Introversion (I). Mensen die Extraversion verkiezen, halen hun energie uit de buitenwereld. Ze worden gewaardeerd omdat ze gemakkelijk contact leggen met anderen, sfeer brengen in een groep, enthousiast zijn en een onuitputtelijke bron van energie lijken. Mensen die Introversion verkiezen, halen hun energie uit hun innerlijke wereld. Ze worden gewaardeerd omdat ze rustig zijn, heel geconcentreerd werken, nadenken voor ze iets zeggen en de indruk geven echt te luisteren.

Sensing (S) en iNtuition (N)

Voor *informatie opnemen* zijn de voorkeuren Sensing (S) en iNtuition (N). Mensen met een voorkeur voor Sensing, nemen informatie op via hun vijf zintuigen en vormen hun ideeën op basis van feiten en gegevens. Ze weten waarover ze praten, hebben oog voor verfijning en afronding, zijn nauwkeurig en precies en kunnen realistisch plannen en beslissen. Mensen die iNtuition verkiezen, nemen hun informatie op via hun 'zesde' zintuig en vormen hun ideeën op basis van hun ingevingen en inspiratie. Ze worden gewaardeerd omdat ze creatief zijn, toekomstgericht zijn en visie hebben, steeds nieuwe manieren zoeken om iets te doen, en optimistisch zijn ingesteld.

Thinking (T) en Feeling (F)

De voorkeuren voor *beslissingen nemen* zijn Thinking (T) en Feeling (F). Mensen die Thinking verkiezen, baseren hun beslissingen op logische, oorzaak-gevolgredeneringen. Ze pakken alles logisch aan, zijn consequent, durven rechtuit te zijn en hakken gemakkelijker knopen door. Mensen die Feeling verkiezen, baseren hun beslissingen op hun eigen persoonlijke waarden. Ze worden gewaardeerd omdat ze zo respectvol zijn, aandacht hebben voor iedereen, een gevoel van betrokkenheid creëren, en altijd de mens vooropstellen.

Judging (J) en Perceiving (P)

De voorkeuren voor de *levensstijl* zijn Judging (J) en Perceiving (P). Mensen die Judging verkiezen, willen op een geplande en ordelijke manier overzicht hebben over hun leven. Ze zijn heel betrouwbaar, hechten veel waarde aan afspraken, hebben veel doorzettingsvermogen en zijn snelle beslissers. Mensen die Perceiving verkiezen, willen hun leven op een flexibele, spontane manier ervaren. Ze worden gewaardeerd omdat ze vlot met veranderingen omgaan, heel ongedwongen overkomen, op het laatste moment extra energie ontwikkelen en optimistisch zijn.

Uit de beschrijving van deze acht voorkeuren volgen zestien typevoorkeuren. Deze zestien typen hebben allemaal verschillende beschrijvingen.

2.2.3 TCI

De TCI is vertaald en bewerkt door Duijsens, Goekoop en Spinhoven (1999). In de vs is in 1994 door Cloninger e.a. een vragenlijst ontwikkeld om verschillen tussen mensen vast te stellen met betrekking tot zeven dimensies van temperament en karakter, de 'Temperament and Character Inventory' (TCI). De TCI is gebaseerd op Cloningers 'psychobiologische theorie van persoonlijkheid'. De vragenlijst bestaat uit vier temperamentdimensies (PrikkelZoekend (PZ), LeedVermijdend (LV), SociaalGericht (SG) en VolHardend (VH)) en drie karakterdimensies (ZelfSturend (ZS), COoperatief (CO), en ZelfTranscedent (ZT)). Mensen kunnen een hoge, gemiddelde of lage score hebben. Als ze een hoge hebben zijn de beschrijvingen aan de linkerkant op hen van toepassing, bij een lage score die aan de rechterkant (zie tabel 2-5).

Tabel 2-5   Temperament and Character Inventory (TCI)

1 Prikkelzoekend (PZ)	
Hoge score	*Lage score*
• nieuwe stimuli (onder)zoeken	• onverschilligheid
• nieuwsgierig	• gelijkmatigheid
• enthousiast	• gereserveerdheid
• impulsief	• stoïcijns
• snel driftig	• beschouwend
• snel verveeld	• systematisch
• slordig	• netjes

2 Leedvermijdend (LV)	
Hoge score	*Lage score*
• voorzichtig	• zorgeloos
• oplettend	• ontspannen
• angstig	• moedig
• nerveus	• evenwichtig
• timide	• optimistisch
• wantrouwend	• extravert
• ontmoedigd	• brutaal
• onzeker	• zelfverzekerd
• passief	• veel energie
• negatief	• dynamisch
• pessimistisch	• levendig
• geremd	• vitaal
• weinig energie	
• chronisch moe	
• veel ondersteuning nodig	
• zeer gevoelig voor kritiek en straf	

3 Sociaalgericht (SG)	
Hoge score	*Lage score*
• gevoelig	praktisch
• liefhebbend	realistisch
• voorzichtig	koud
• verfijnd	sociaal ongevoelig
• afhankelijk	tevreden indien alleen
• sociaal	weinig initiatief tot gesprek
	houden afstand
	moeite om gemeenschappelijke dingen te vinden

4 Volhardend (VH)	
Hoge score	*Lage score*
• ijverig	• indolent/lamlendig
• volhardend bij frustratie, tegenslagen en vermoeidheid	• inactief
• prestatiedrang	• instabiel
• perfectionistisch	• geven snel op
• hardwerkend	• sloom >>

(vervolg)	
Hoge score • ambitieus • opofferingsgezind • workaholic	*Lage score* • suf • onbetrouwbaar • labiel • weinig inspanning, ook niet bij beloning • zelden vrijwilliger • makkelijk tevreden
5 Zelfsturend (ZS)	
Hoge score • volwassen • sterk • verantwoordelijk • betrouwbaar • doelgericht • constructief • goed geïntegreerd • goede eigenwaarde • zelfwaardering	*Lage score* • onvolwassen • zwak • fragiel • destructief • niet effectief • onverantwoordelijk • onbetrouwbaar • slecht geïntegreerd
6 Coöperatief (CO)	
Hoge score • empathisch • tolerant • compassie • ondersteunend • eerlijk	*Lage score* • zijn met zichzelf bezig • intolerant • kritisch • weinig behulpzaam • wraakzuchtig • opportunistisch • weinig empathie • weinig medeleven
7 Zelftranscedent (ZT)	
Hoge score • pretentieloos • tevreden • creatief • onbaatzuchtig • spiritueel • Oosten: wijs • Westen: naïef • genieten van activiteit zonder dat uitkomst belangrijk is • bescheiden en nederige indruk	*Lage score* • trots • ongeduldig • weinig verbeelding • waarderen kunst niet • zelfbewust • materialistisch • onverzadigbaar • ambiguïteit is onverdraaglijk • streven naar controle • maken pretentieuze indruk • onzekerheid is onverdraaglijk

2.2.4 EPPS

De Edwards Personal Preference Schedule (EPPS) is de praktische consequentie van een theoretisch onderzoek van A.L. Edwards waarin wordt aangetoond dat er een hoge correlatie bestaat tussen de sociale wenselijkheidswaarde van een persoonlijkheidstrek en de waarschijnlijkheid dat een individu zegt dat deze trek op hem van toepassing is (Tjoa 1998). De persoonlijkheidsstructuur kan net als een taart worden verdeeld in vier delen of sectoren. Iedere sector bevat weer een aantal kleinere delen, de zogenoemde schalen (zie tabel 2-6).

Tabel 2-6   Edwards Personal Preference Schedule (EPPS)

Sector	Omschrijving	Schalen
1 Executief-competitief	Het persoonlijk functioneren.	Dominantie Ambitie
2 Conventioneel-conformistisch	Het naar buiten gericht functioneren.	Volharding Ordening Respect
3 Affectief-affiliatief	De houding van het individu in relatie tot anderen.	Liefderijke zorg Zelfgeringschatting Steun zoeken Vriendschap Inleving
4 Narcistisch-hedonistisch	De houding van het individu in relatie tot zichzelf.	Variatie Heteroseksualiteit Zelfvertoon Autonomie Agressie

Als op een sector of persoonlijkheidsschaal een score lager dan 25% en hoger dan 75% vergeleken met de normgroep wordt gescoord, betekent het dat de persoon die persoonlijkheidstrek niet heeft (onder de 25%) of juist wel heeft (boven de 75%). Als de persoon gemiddeld scoort, is deze persoonlijkheidstrek niet opvallend aan- of afwezig.

De beschrijving van de losse schalen

Sector 1 (executief-competitief)

- *Dominantie*

Zich willen laten gelden. Graag als leider gezien willen worden. In groepssituaties graag de leiding nemen. Behoefte aan macht.

- *Ambitie*

Motivatie tot presteren in het werk, zichzelf eisen stellen en zichzelf willen overtreffen, anderzijds ook competitiedrang, dus beter willen zijn dan anderen. Voorts maatschappelijk willen slagen.

Sector 2 (conventioneel-conformistisch)

■ *Volharding*

Graag hard werken. Werkzin. Niet tegen inspanning opzien. Graag iets goed afronden alvorens iets anders aan te vangen.

■ *Ordening*

De neiging tot planmatig handelen. Behoefte aan orde en netheid.

■ *Respect*

Behoefte aan goede raad van anderen die geacht kunnen worden het beter te weten. De neiging zich aan te passen. Het zijn superieuren naar de zin willen maken.

Sector 3 (affectief-affiliatief)

■ *Liefderijke zorg*

Neiging tot medeleven als anderen het moeilijk hebben. Anderen graag willen helpen met hun problemen. Voorts graag in praktisch opzicht behulpzaam en hulpvaardig zijn.

■ *Zelfgeringschatting*

Neiging tot minderwaardige gevoelens. Zich snel schuldig voelen. Liever toegeven omwille van de lieve vrede dan voor zichzelf opkomen.

■ *Steun zoeken*

Behoefte aan steun en geborgenheid. Graag hulp willen en opbeuring bij tegenslag. Verwend en gekoesterd willen worden.

■ *Vriendschap*

De waarde van vriendschap belangrijk vinden en daarvoor tijd en moeite willen investeren. Iets over hebben voor je vrienden. Graag in harmonie met anderen verkeren.

■ *Inleving*

Zich graag verdiepen in de psychologische eigenaardigheden van anderen. Het gedrag van anderen willen begrijpen.

Sector 4 (narcistisch-hedonistisch)

■ *Variatie*

Behoefte aan afwisseling. Graag iets nieuws beleven. Graag met nieuwe ideeën of methoden experimenteren.

■ *Heteroseksualiteit*

Belangstelling voor de andere sekse. Gemakkelijk verliefd worden. Gerichtheid op erotische omgang met de andere sekse.

■ *Zelfvertoon*

Het middelpunt willen zijn. Willen opvallen. Geestig en onderhoudend willen zijn. Neiging tot expressief gedrag.

■ *Autonomie*

Onafhankelijk willen zijn. Volgens eigen opvattingen of inzichten willen handelen. Neiging tot het onconventionele en radicale.

- *Agressie*

Neiging om van zich af te bijten. Neiging om agressief te reageren, vooral in verbaal opzicht. Willen opkomen tegen ervaren onrecht, zichzelf of anderen aangedaan.

2.2.5 SBL

De hier gebruikte versie is van Feij en Van Zuilen (1984). Bij de Spannings Behoefte Lijst (SBL) gaat het om het vaststellen van de spanningsbehoefte en de reactie op (onverwacht optredende) spanning bij de onderzochte persoon. Er bestaan verschillen tussen mensen in spanningsbehoefte. Dit wordt (mede) veroorzaakt door de sterkte van het zenuwstelsel. Mensen met een 'sterk' zenuwstelsel kunnen meer spanning aan, terwijl mensen met een 'zwak' zenuwstelsel het best functioneren als er zo min mogelijk spanning is. Deze laatste groep kan bij een teveel aan spanning 'dichtslaan' of gaan disfunctioneren.

De SBL meet vier verschillende vormen van spanningsbehoefte.

1   TAS = *thrill and adventure seeking*

Het zoeken naar je lichamelijke grenzen. De behoefte aan activiteiten met een sterk accent op snelheid en gevaar.

2   ES = *experience seeking*

Het zoeken naar nieuwe zintuiglijke en psychische ervaringen en het hebben van een onconventionele levensstijl. Een lage score gaat vaak gepaard met een kritische instelling en een behoefte aan concrete/tastbare zaken.

3   BS = *boredom susceptibility*

Afkeer van herhaling van ervaringen, van routinewerk en van voorspelbare, saaie mensen. Er treedt rusteloosheid op wanneer er sprake is van te weinig afwisseling. Bij een lage score is er vaak sprake van een goede trainingsinstelling, men kan afzien.

4   DIS = *disinhibition*

Het streven naar genot zoals sociaal drinken, feesten, seks en gokken.

Mensen met een hoge DIS-score hebben over het algemeen genomen een sterk zenuwstelsel. Dit is het best te merken op momenten waar er veel op het spel staat (dus als er veel spanning is), bijvoorbeeld vlak voor het startschot van een belangrijke wedstrijd, tijdens een examen of een interview. Bij een lichamelijk onderzoek, op dit spannende moment, wordt er een snel optredende, kortdurende vertraging van de hartslag waargenomen. In de hersenen meet men een toename van elektrische reacties; ze reageren hierdoor sneller en beter. Bij een lage DIS-score zie je een kortdurende hartslagversnelling. De reactie van de hersenen blijft gelijk of wordt kleiner. Men zou het zich zo kunnen voorstellen dat het zenuwstelsel bij personen met een lage DIS-score sneller 'het bijltje erbij neer gooit'; de mensen raken overspannen, omdat zij de spanning niet goed en snel kunnen verwerken.

De vier vormen van spanningsbehoefte geven samen een beeld van de zoge-noemde algemene spanningsbehoefte (ALG). Dit zegt iets over de manier van leven en de aard van mensen: zijn het 'sensatiezoekers', die heel impulsief zijn, en steeds nieuwe dingen moeten ondernemen, of voelen ze zich het prettigst in een vertrouwde omgeving, met vaste schema's en afspraken?

2.2.6 UCL

De hier gebruikte Utrechtse Coping Lijst (UCL) is van Schreurs e.a. (1993). Er bestaan grote verschillen in de wijze waarop individuen een gebeurtenis waarnemen, interpreteren en daarop reageren. Het is gebleken dat de manier van omgaan met belastende situaties en gebeurtenissen van invloed is op het psychologisch, fysiek en sociaal welbevinden (Lazarus 1966). De interpretatie van en de reactie op moeilijke omstandigheden worden door Lazarus als twee afzonderlijke processen beschreven: *appraisal* en *coping*.

Appraisal is het cognitieve proces op grond waarvan een situatie wordt geïnterpreteerd en geëvalueerd. Een bepaalde situatie kan voor iemand irrelevant blijken, maar kan ook als stressvol worden geïnterpreteerd. Men beoordeelt de situatie dan als schadelijk, bedreigend ofwel als een uitdaging. Deze interpretatie gaat gewoonlijk gepaard met allerlei fysiologische veranderingen, waardoor een verstoring van het biofysiologisch evenwicht kan optreden. *Coping* is de manier waarop iemand zowel gedragsmatig, cognitief als emotioneel op deze aanpassing vereisende omstandigheden reageert. Het is een proces dat uit vele afzonderlijke componenten bestaat en dat voortdurend verandert, afhankelijk van nieuwe informatie en resultaten van vroegere gedragingen. Effectief copinggedrag betekent dat men zich door een bepaald coping-patroon (een verzameling copingstijlen) prettiger gaat voelen en dat men daarmee zijn gevoel van zelfwaardering kan versterken. Het effect van coping kan soms op korte termijn en soms op lange termijn merkbaar zijn.

Er zijn zeven copingstijlen.

1 *Actief aanpakken, confronteren* (A)

Problemen van alle kanten bekijken, de zaken op een rijtje zetten.

2 *Palliatieve reactie* (P)

Afleiding zoeken (bijvoorbeeld sporten of je ontspannen), om niet aan het probleem te hoeven denken.

3 *Vermijden, afwachten* (V)

De zaak op zijn beloop laten, de situatie uit de weg gaan, of afwachten wat er gaat gebeuren.

4 *Sociale steun zoeken* (S)

Troost, hulp of begrip bij anderen zoeken.

5 *Passief reactiepatroon* (D)

De zaak somber inzien, piekeren; je niet in staat voelen om iets aan de situatie te doen. Het 'samenbreien' van problemen uit het verleden, het heden en de toekomst.

6   *Expressie/uiting van emoties/boosheid* (E)
Ergernis of kwaadheid tonen, spanningen afreageren.
7   *Geruststellende en troostende gedachten* (G)
Jezelf moed inspreken/'positieve zelfspraak'. Een hoge score wijst op een optimisti-
sche instelling, terwijl een lage score verwijst naar een kritische, wat sombere kijk op
de dingen.

Met behulp van de UCL wordt bepaald welk copingpatroon (verzameling van gebruikte
copingstijlen) een persoon over het algemeen hanteert. Verandering van copingpatroon door het kiezen van een alternatieve stijl kan het spanningsniveau gunstig beïnvloeden.

2.2.7 PMT

De gebruikte Prestatie Motivatie Test (PMT) is ontwikkeld door Hermans (1976). Er
is ook een versie voor kinderen, de PMT-K (1983). Met deze test wordt inzicht verkregen
in de prestatiemotivatie (P), de negatieve faalangst (F-) en de positieve faalangst (F+).
Prestatiemotivatie is het streven iets te willen bereiken in het leven. Bij negatieve faalangst worden de beste prestaties geleverd in situaties die vertrouwd zijn. Er bestaat een
grote behoefte aan duidelijkheid en overzicht, anders klapt de sporter 'dicht'. Hij presteert
minder dan je normaal gesproken van hem kunt verwachten. Positieve faalangst geeft de
sporter een optimaal gevoel als de situatie nieuw en onbekend is en als er spannende elementen zijn. Het doel is enerzijds het bepalen van het optimale spanningspunt van een
topsporter, opdat deze beter kan gaan functioneren en meer profijt kan gaan trekken uit
zijn inspanningen. Anderzijds kan meer gerichte instructie gegeven worden aan de individuele topsporter tijdens de trainingen en de wedstrijd(voorbereiding)en.

2.2.8 PPLS

De Persoonlijke Prestatie Lijst voor Sporters (PPLS) is door Hardy Menkehorst
(2000) ontwikkeld en in gebruik genomen op basis van de ideeën van Loehr. Uitgangspunt is dat maximale sportprestaties (zogenoemde piekervaringen) veelal
gepaard gaan met een interne, mentale ideale prestatietoestand. De totstandkoming en
handhaving hiervan wordt voor een groot deel bepaald door het gebruik van een aantal cruciale mentale vaardigheden. Hoewel resultaten van afzonderlijke schalen van de
PPLS waardevolle informatie opleveren, moet voor een juiste interpretatie vooral de
samenhang van de verschillende subschalen bekeken worden. De oorspronkelijke vragenlijst van Loehr is in het Nederlands vertaald en aan de hand van vier onderzoeken
aangepast en getoetst op validiteit en betrouwbaarheid. De uitkomsten van de PPLS worden, naast informatie uit gesprek en observatie, gebruikt voor de bepaling van sterke
kanten en ontwikkelingsmogelijkheden inzake beschikbaarheid en toepassing van verschillende mentale vaardigheden.

Zelfvertrouwen

Het niveau van zelfvertrouwen is één van de beste voorspellers van competitief succes. Zelfvertrouwen betreft een gevoel en geloof dat de sporter het kan, dat hij goed getraind heeft en voorbereid is, dat hij goed kan presteren en succesvol kan zijn. Belangrijk aspecten zijn onder meer het waargenomen succes/falen en zelfbeeld in vergelijking met anderen. Bij verlies van zelfvertrouwen zal, ongeacht het talent en fysieke of technische vaardigheden, de uitvoering in sportactiviteiten sterk beïnvloed worden.

Controle over negatieve energie

Negatieve emoties (zoals te grote spanning, angst, boosheid, frustratie, afgunst, verontwaardiging en woede) komen regelmatig voor in (top)sportbeoefening. Handelingsfouten, stresssymptomen (zowel fysieke als mentale), verminderde bewegingsvrijheid/souplesse, concentratieproblemen en negatieve gedachten kunnen als gevolg van negatieve emoties optreden. Het controleren van de (vrijkomende) negatieve energie is essentieel voor competitief succes. Kalmte en ontspanning zijn noodzakelijk om (nieuwe) uitdagingen te vinden en de taken en bewegingen optimaal uit te voeren. Deze schaal geeft aan in hoeverre de sporter in staat is om storende spanning(en) onder controle te brengen en te houden.

Aandachtscontrole (concentratie)

De mogelijkheden om te focussen op wat belangrijk is in de sportbeoefening, maar ook onbelangrijke aspecten (afleiders) buiten beschouwing te laten, bepalen in sterke mate de concentratie. Bij aandachtscontrole gaat het erom in hoeverre iemand in staat is om concentratie als proces te beheersen.

Mentale representatie (visualisatie)

Deze vaardigheid betreft de mogelijkheid om mentale voorstellingen te gebruiken met de bedoeling sportbewegingen en -situaties voor te bereiden. Mentale 'plaatjes', met gebruikmaking van verschillende zintuigen, worden door het lichaam beter begrepen dan woorden.

Positieve energie

Deze energie wordt vooral bepaald door de intrinsieke motivatie voor en plezier, lol en zin in het bedrijven van de sport. Hoge niveaus van activatie kunnen bereikt worden, waarbij tegelijkertijd kalmte, souplesse en aandachtscontrole waargenomen kunnen worden.

Motivatie

Doelgerichtheid, programmering van dagelijkse, succesvolle routines en adequte omgang met falen zijn kritieke componenten van motivatie. Zelfmotivatie is één van de belangrijkste bronnen van positieve energie. De bereidwilligheid om strenge trainingsschema's te handhaven en pijn, ongemak en zelfopoffering te verdragen (doorzetten) zijn verbonden met het niveau van zelfmotivatie.

Sportattitude

De belangrijkste elementen van sportattitude zijn de wil om te winnen en de mate waarin (positieve) zelfspraak (gedachten) die wil ondersteunt.

Sociale vaardigheden

Deze schaal geeft een beperkte indicatie van de sociale vaardigheden van de sporter op gebieden als omgaan met kritiek, een luisterend oor hebben, openstaan voor (aanwijzingen van) de trainer en teamgericht zijn.

Referentiewaarden

De scores op de schalen kunnen variëren van 1 tot 5.

■ Schaalwaarde 4,5: uit het onderzoek van Loehr en Menkehorst kan men de rechte lijn op de schaalwaarde 4,5 als uitgangspunt nemen voor de conclusie dat men voldoende mentale vaardigheden bezit. Wel is het zaak om goed te kijken naar 'onderhoud'. Omstandigheden (bijvoorbeeld niveau en technieken) kunnen veranderen en daardoor kan het noodzakelijk zijn om mentale vaardigheden anders in te zetten.

■ Schaalwaarde 4-4,5: dit betekent dat men de vaardigheid al in grote mate bezit, maar dat men op dat gebied zeker nog vooruitgang kan bewerkstelligen. Het geeft aan dat men vaak meer naar details of specifieke situaties moet kijken waarin de vaardigheden nog te verbeteren zijn. Over het algemeen zijn de verbeteringen (subjectief) goed merkbaar.

■ Onder de schaalwaarde 4: indien de score zich onder de waarde 4 bevindt, dan kan er nog merkbare vooruitgang geboekt worden op dat gebied.

Voor jongeren worden er andere tests gebruikt.

2.2.9 NPV-J

Bij het persoonlijkheidsonderzoek wordt gebruikgemaakt van een test voor jongeren tussen de 10 en 16 jaar, de Junior Nederlandse Persoonlijkheidsvragenlijst (Luteijn, Van Dijk, Van der Ploeg 1989). De interpretatie van de schalen is hieronder gegeven.

■ *Inadequatie*

Kinderen die hoog scoren op deze schaal, beschrijven zichzelf in het algemeen als gespannen en angstig en geven aan veel minderwaardige gevoelens te hebben. Ze worden vaak gekenmerkt door moeilijk te zijn in de omgang. Bij laagscoorders is dit niet het geval.

■ *Volharding*

Hoogscoorders op deze schaal worden gekenmerkt als rustig, gewetensvol, en door een positieve taakopvatting en doorzettingsvermogen. Laagscoorders worden gekenmerkt door minder gestructureerd werken, minder voorspelbaar gedrag en door slordigheid.

■ *Sociale inadequatie*

Hoogscoorders op deze schaal worden gekenmerkt door zich vaak afzijdig te houden van andere kinderen in een groep en daardoor minder in staat zijn tot het onderhouden van sociale contacten. Laagscoorders worden gekenmerkt door graag contacten met anderen te onderhouden en door meestal goed in een groep te functioneren.

■ *Recalcitrantie*

Hoogscoorders op deze schaal worden vaak gekenmerkt door een wantrouwende en negatieve instelling van waaruit ze zich afzetten tegen anderen. Bij laagscoorders is dit niet het geval.

■ *Dominantie*

Hoogscoorders lijken te worden gekenmerkt door zelfverzekerdheid, door weinig beïnvloedbaar te zijn en soms 'bazig' te zijn. Bij laagscoorders is dit niet het geval.

2.2.10 VAK

Door middel van de Vragenlijst voor Angst bij Kinderen (Oosterlaan e.a. 1995) wordt meer inzicht verkregen in de angstbeleving van de jeugdige (top)sporter. De vragenlijst heeft vijf schalen die ieder een andere vorm van angst meten. Tevens wordt er een totaalscore en een erg-bangscore gegeven.

■ *Totaalscore*

Algemene geneigdheid van de jongere angstig te reageren op een groot aantal situaties en objecten.

■ *Erg-bangscore*

Het aantal situaties en objecten die bij de jongere een sterke mate van angst oproept.

■ *FK-schaal*

Angst voor falen en kritiek.

■ *O-schaal*

Angst voor het onbekende.

- *VD-schaal*

Angst voor kleine verwondingen/kleine dieren.

- *GD-schaal*

Angst voor gevaar en dood.

- *M-schaal*

Angst gerelateerd aan medische situaties.

Uit de tests[1] die besproken zijn in deze paragraaf, komt een beeld naar voren van de sporter betreffende zijn persoonlijkheid, voorkeuren, en reacties op spanning. Samen met de eerdergenoemde gegevens uit het interview en observatie vormt dit de basis om de mentale training te starten. Het grote voordeel van een sportpsychologisch profiel is dat het een begin is om de persoonlijkheid en de mentale vaardigheden bespreekbaar te maken. Het is een belangrijke stap voor de bewustwording van de sporter van zijn sterke en zwakke kanten.

---

[1] Er zijn nog andere tests die gebruikt kunnen worden: Bijvoorbeeld taak- of egogerichtheid, wedstrijdangst, MMPI, big 5. Er zijn constant ontwikkelingen op het terrein van assessment. NOC*NSF is in samenwerking met sportpsychologen ook bezig assessment uit te voeren. Individuele sportpsychologen kunnen voorkeuren hebben voor bepaalde tests die zij willen gebruiken.

3 Mentale vaardigheden

3.1 OPTIMAAL PRESTATIEMODEL

Het *optimaal prestatiemodel* (zie figuur 3-1) is geconstrueerd op basis van verschillende sportpsychologische uitgangspunten. Ten eerste is gezorgd voor een didactisch goed uit te leggen model voor de uitvoering van mentale training. Het optimaal prestatiemodel is herkenbaar voor velen en begrijpelijk voor niet-psychologen. Hiervan kunnen met name de gebruikers van mentale training (sporters, begeleiders, coaches/trainers en sportbestuurders) profiteren. Daarnaast is het optimaal prestatiemodel gebaseerd op wetenschappelijke gronden en achterliggende literatuur (Van den Berg e.a. 2001).

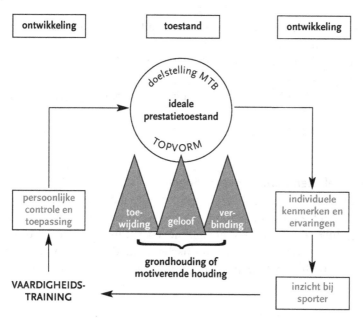

Figuur 3-1 Het optimaal prestatiemodel

3.1.1 Grondhouding of motiverende houding

Het uitgangspunt voor het bereiken van topvorm (Orlick 1990) wordt gevormd door de grondhouding of motiverende houding die een combinatie is van geloof of overtuiging, toewijding of betrokkenheid en gerichte verbinding ten aanzien van de sportactiviteiten. Met *geloof* of *overtuiging* wordt het vertrouwen bedoeld dat een sporter heeft over zijn eigen potenties, mogelijkheden om over obstakels heen te komen en doelen te bereiken, de gemaakte keuzen, de zinvolheid van de te ondernemen activiteiten en over diegenen, met wie hij samenwerkt.

Voor het bereiken van topvorm is verder *toewijding* of *betrokkenheid (commitment)* nodig, om (veel) energie te investeren in de sportactiviteiten, om zo goed mogelijk te zijn, om er 'alles' aan te doen, om door te zetten bij tegenslag of tegenwerking, om te blijven leren, en om er plezier in te houden.

Door een hechte *verbinding* met de voorliggende taken, in de uitvoering of op het moment zelf kunnen de acties optimaal gericht worden, en zodoende irrelevante zaken buiten houden.

3.1.2 Ideale prestatietoestand (topvorm)

Over de ideale prestatietoestand, topvorm of *flow*, bestaan verschillende theorieën (Jackson & Csikszenmihaly 1999). Hieraan liggen wel gemeenschappelijke kenmerken ten grondslag. De volgende kenmerken beschrijven de *mindset* van de ideale prestatietoestand:

- zelfregulatie van spanning (energiek, maar ontspannen, geen angst);
- meer zelfvertrouwen;
- betere concentratie (aandacht adequaat gericht);
- in controle, maar niet forceren;
- positieve preoccupatie met sport (visualiseren, mentale representaties en gedachten);
- determinatie en toewijding.

3.1.3 Individuele kenmerken en ervaringen

In een mentale training is het belangrijk dat de individuele kenmerken en ervaringen van de ideale prestatietoestand bekend worden. Hiervoor staan de sportpsycholoog verschillende (sport-)psychologische vragenlijsten en tests, observaties en interviews ter beschikking. Deze diagnostische methoden worden gebruikt voor een anamnese, waarbij het voornaamste doel is inzicht bij de sporter te bewerkstelligen. Zie hiervoor paragraaf 2.2.

3.1.4 **Inzicht bij de sporter**

Door zelfkennis te vergroten middels de vragenlijsten, het interview en de observatie wordt het bewustzijn van de sporter groter. Bewustzijn is gedefinieerd als de kennis van jezelf in relatie tot de omgeving. Dit betekent dat je mentale processen bij jezelf gaat onderkennen (dat je weet dat ze bestaan), gaat herkennen (wanneer komen ze voor) en gaat erkennen (accepteren en realiseren dat ze voorkomen). Ten slotte beslis je of je de situatie zo laat en accepteert of dat je het wilt gaan verbeteren.

3.1.5 **Vaardigheidstraining**

In een mentale training worden interventies en producten geoefend om persoonlijke vaardigheden van de sporter aan te leren of te verbeteren. Voornaamste doelstelling hierbij is de sporter in de voorbereiding op en voor/tijdens/na de wedstrijduitvoering in optimale (mentale) prestatietoestand te krijgen.

3.1.6 **Persoonlijke controle en toepassing**

De sporter beschikt over zelfkennis/inzicht en vaardigheden en weet deze zelfstandig toe te passen of om te zetten in specifieke situaties. De sporter is in staat de juiste dingen te doen op het juiste moment op de juiste manier.

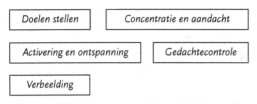

Figuur 3-2 Overzicht van mentale vaardigheden

3.2 **DOELEN STELLEN**

Doelen stellen is het proces van het selecteren van dingen (mikpunten) die je wilt bereiken. Deze mikpunten worden doelen genoemd. Een doel is iets dat je bewust nastreeft. Een doel wordt ook wel gedefinieerd als het proberen te behalen van een bepaalde mate van vaardigheid, meestal binnen een bepaalde tijdslimiet.

3.2.1 Waarom doelen stellen?

Het stellen van doelen is belangrijk op trainingen en tijdens wedstrijden. Dit komt omdat bij het stellen van doelen de aandacht gericht wordt op belangrijke aspecten van de taak die uitgevoerd moet worden. Doelen werken daarnaast ook motiverend en zorgen voor betere resultaten. Het doel dat gesteld wordt en de geleverde prestatie samen bepalen of je tevreden bent na de training of wedstrijd. Het kan vergeleken worden met een proefwerk op school: stel je stelt als doel voor een proefwerk een zes en vervolgens haal je een zeven. Stel je nu voor dat je doel niet een zes is, maar een negen en je haalt een zeven. In beide gevallen is de prestatie hetzelfde (een zeven) maar je tevredenheid zal verschillend zijn.

Doelen helpen sporters om persoonlijke groei en topprestaties mogelijk te maken. Doelen zijn effectief, omdat zij:

- psychologische factoren, zoals zelfvertrouwen en motivatie beïnvloeden;
- de aandacht richten op belangrijke aspecten van de taak;
- inspanningen bewerkstelligen;
- doorzettingsvermogen vergroten;
- de ontwikkeling van nieuwe leerstrategieën stimuleren.

3.2.2 Hoe werkt het?

Wanneer een sporter zichzelf een doel stelt, zal deze proberen dat doel te gaan behalen. De aandacht van de sporter is dan gericht op het bereiken van dit doel. Hierdoor is hij veel minder bezig met zaken die niet belangrijk zijn voor het behalen van het doel en wordt er dus weinig tijd en energie verspild aan dingen die irrelevant zijn voor het bereiken van het doel.

Denk maar eens aan een boodschappenlijstje. Dit lijstje focust de aandacht op een veel efficiëntere manier, zodat je niet iedere winkel in en uit hoeft te lopen om te kijken wat je wel en niet wilt hebben. Het lijstje geeft richting aan je aandacht, het vertelt je waar je op moet letten.

Door doelen te stellen kan de sporter ook de omgeving laten weten wat nodig is om de doelen te bereiken, zodat anderen kunnen helpen met het bereiken ervan. Door regelmatig de doelen te vergelijken met de geleverde prestaties, kan ook objectief bekeken worden of er vorderingen gemaakt zijn, of de doelen gehaald zijn of dat de doelen bijgesteld moeten worden. Feedback is dus erg belangrijk. Dit kan bijvoorbeeld van de coach komen, die precies bijhoudt wat de sporter doet. Doelen kunnen zowel naar boven (moeilijkere doelen) als naar beneden (makkelijkere doelen) bijgesteld worden.

Er kunnen verschillende soorten doelen gesteld worden:

- resultaatdoelen: gericht op resultaat, bijvoorbeeld het winnen van een toernooi of kwalificeren voor een EK;
- prestatiedoelen: gericht op je eigen prestatie zoals een PR in tijd of afstand;
- procesdoelen: gericht op de uitvoering van bepaalde handelingen.

Voor het bereiken van resultaatdoelen ben je in principe afhankelijk van anderen (tegenstanders/medespelers), dus het is beter om prestatiedoelen en procesdoelen te stellen. Resultaatdoelen zijn afhankelijk van de prestatiedoelen en die zijn weer afhankelijk van de procesdoelen.

3.2.3 Valkuilen en gevaren bij het stellen van doelen

Bij het stellen van doelen is het belangrijk om de volgende valkuilen en gevaren te kennen.

- Te veel doelen stellen in te weinig tijd. Hierdoor richt je je aandacht op te veel dingen tegelijkertijd en raak je in de knoop.
- Het niet erkennen van individuele verschillen. Niet iedereen heeft hetzelfde niveau of leert in hetzelfde tempo. Verder wordt niet iedereen door dezelfde dingen gemotiveerd.
- Te algemene doelen stellen. Hierdoor wordt je aandacht niet goed gericht.
- Het niet aanpassen van doelen wanneer blijkt dat ze te hoog of te laag gesteld zijn. Als het doel te laag gesteld is, wordt het snel bereikt en motiveert het niet. Het doel moet dan hoger gesteld worden. Als het doel te hoog gesteld is, werkt het ook niet. Het doel wordt dan waarschijnlijk toch niet bereikt, de motivatie valt dan weg en het werkt frustrerend. Het doel moet dan lager gesteld worden.
- Het ontbreken van procesdoelen. Deze doelen geven aan hóe je iets wilt bereiken en je hebt hier zelf controle over. Het is weinig zinvol om te zeggen 'ik wil kampioen worden' als je niet weet hoe je dit moet bereiken.
- Het ontbreken van een sfeer waarin het stellen van doelen geaccepteerd wordt. Als dit het geval is, zul je worden tegengewerkt en is je motivatie om je aan je doelstellingen te houden lager.

3.2.4 Voorwaarden aan doelen stellen

De gestelde doelen moeten aan een aantal voorwaarden voldoen. Hieronder staat een vijftal vragen aan de hand waarvan je kunt controleren of jouw gestelde doel goed is.

Is het antwoord op alle onderstaande vragen 'ja', dan heb je een goede doelstelling. Is het antwoord op een van de vragen 'nee', dan verander je de doelstelling.

1 Inspireert dit doel mij? Daagt het me uit?
2 Bereik ik het doel met mijn normale techniek? Oftewel kan het doel alleen behaald worden als ik alles perfect uitvoer?
3 Kan ik precies nagaan of ik mijn doel bereikt heb? Is het te meten (bijvoorbeeld tijd, afstand, percentages)?
4 Ligt mijn doel in het heden?
5 Hangt het bereiken van het doel alleen van mij af?

3.2.5 Stappenplan voor doelen stellen

Doelen kunnen gesteld worden aan de hand van de volgende stappen.

1 Maak een lijstje met mogelijke doelen.

2 Check aan de hand van het lijstje in paragraaf 3.2.4 of het goede doelen zijn.

3 Selecteer prioriteiten (welke doelen zijn belangrijk voor mij?) en tijdslijnen (duur van uitvoering).

4 Bekijk je huidige positie ten opzichte van je doelen (vaardigheden, psychologische en fysiologische capaciteit).

5 Maak de doelen onderdeel van je trainingen en wedstrijden.

6 Stel positieve doelen en geen negatieve doelen. Dus geen doel als: het aantal slechte eerste services verminderen.

7 Voer je doelen uit. Stel data vast waarop je bepaalde doelen bereikt moet hebben.

8 Evalueer je vorderingen regelmatig en stel je doelen en gedrag zo nodig bij. Registreer je doelen en de vorderingen. Als je je doelen en vorderingen in een dagboek bijhoudt, kun je makkelijk vergelijkingen maken en kun je ook makkelijk met je omgeving overleggen (coach, medespeler, partner, enzovoort).

3.2.6 Tips bij doelen stellen

■ Stel specifieke doelen, bijvoorbeeld loop 4 km in 15 minuten. Deze doelen leiden tot betere resultaten dan 'doe je best'-doelen of helemaal geen doelen.

■ Stel kortetermijndoelen met deadlines. Langetermijndoelen worden vaak makkelijker bereikt door ze op te delen in deeldoelen.

■ Zorg voor duidelijke en regelmatige feedback. Je weet dan of je de doelstelling gaat halen of bij moet stellen.

■ Maak doelen uitdagend, maar wel haalbaar. Zo blijf je beter gemotiveerd.

■ Wees flexibel. Als er veranderingen optreden zul je de doelstellingen bij moeten stellen.

■ Stel doelen samen met iemand anders. Hierdoor is de toewijding aan het doel groter.

Vragenlijst **Doelen stellen**
Droom- en langetermijndoelen

1 Wat is je droomdoel op lange termijn?

2 Wat is je droomdoel dit seizoen?

3 Wat is een realistisch doel dat je dit seizoen zou kunnen halen? Houd rekening met je huidige technische niveau, je mogelijkheden je te verbeteren en je motivatie.

4 Kun je een afspraak maken met jezelf dat je van deze ervaring met het stellen van doelen zult leren, ook als je het gestelde doel niet haalt?

5   Als je er niet in slaagt het gestelde doel te halen, kun je jezelf dan nog wel accepteren als iemand die de moeite waard is?

6   Ben je in staat een doel te stellen dat te maken heeft met inzet? Ben je dan tevreden met dat doel?

7   Stel een persoonlijk doel voor de eerstkomende training; schrijf een aspect op dat je de eerstkomende training zou willen doen of willen bereiken en waar je speciaal op gaat letten. Gebruik hierbij de vijf vragen om te checken of het een goed doel is.

8   Stel een persoonlijk doel voor iedere training die er gaat komen dit seizoen.

Registreer een week lang na iedere training hoe het met het gestelde doel uit vraag 7 verlopen is.

Hierbij kun je je de volgende dingen afvragen.

- Ben ik er tijdens de training mee bezig geweest?
- Hielp het mij mijn aandacht beter te richten?
- Motiveerde het mij?
- Heb ik het doel gehaald?
- Was ik tevreden na afloop van de training met de behaalde prestatie?

3.3 ACTIVATIE EN ONTSPANNING

Het beheersen van de vaardigheid om (ont)spanning zelf te reguleren, vergroot het leervermogen en uitvoeringsniveau met betrekking tot sportprestaties. Tevens verrijkt zelfregulatie van (ont)spanning het functioneren van de sporter buiten de sport om. Er zijn verschillende methoden en technieken voorhanden om de sporter zowel ontspanning en rust als activatie in meerdere situaties te leren bewerkstelligen en effectief te gebruiken. Sporters doen er verstandig aan meerdere technieken te beheersen.

3.3.1 Ademhalingsoefeningen

Ademhalingsoefeningen zijn bedoeld om je bewust te maken van je ademhaling. Het doel is het aanleren van de buikademhaling.

Waarom ademhalingsoefeningen?

Door je bewust te worden van je ademhaling, kun je deze beter beheersen. Hierdoor kun je op beslissende momenten rustiger blijven en beter presteren. Het is dus een manier om je, ook onder druk, te kunnen ontspannen. Een ander voordeel van het je bewust richten op je ademhaling, is dat je aandacht zich verplaatst waardoor je niet meer denkt aan bijvoorbeeld vermoeidheid of de volgende actie.

Door je ademhaling te verleggen van je borst naar je buik, verlaag je het zwaartepunt van je lichaam. Hierdoor sta je stabieler. Dit is voordelig wanneer je je evenwicht moet bewaren, bijvoorbeeld bij een balkoefening in het turnen. Een ander voordeel is dat het belangrijk kan zijn bij een ritueel of beweging. Denk bijvoorbeeld maar aan een darter. Als die zijn bovenlichaam beweegt op het moment dat hij zijn pijl gooit, komt er een afwijking in de bestemming en gooit hij niet wat hij wil. Het voordeel van een goede ademhaling is dat er meer zuurstof in het lichaam komt, waardoor je minder snel vermoeid raakt. Wanneer de aandacht gericht is op de ademhaling zul je minder snel worden afgeleid door andere dingen en ben je meer geconcentreerd. Tevens komt er meer rust in het lichaam, waardoor acties en bewegingen beter voorbereid en uitgevoerd kunnen worden.

Hoe werkt het?

Na of tijdens een inspanning haal je meestal gehaast en oppervlakkig adem. Door de inspanning is er echter meer zuurstof nodig, dus is het belangrijk om goed adem te blijven halen. Verder is het zo dat als je de aandacht richt op je ademhaling, je minder denkt aan afleidingen en daardoor meer gefocust bent. Goed ademhalen zorgt voor rust in het hele lichaam. Hierdoor kun je je al snel weer richten op de volgende inspanning. Zolang het lichaam nog niet genoeg zuurstof heeft, kan het nog niet goed functioneren. Pas als hieraan voldaan is, kun je verdergaan.

Samengevat is het zo dat een goede ademhaling belangrijk is om je lichaam goed te laten functioneren en tot rust te brengen. Hierdoor kan de sporter zijn aandacht beter richten en daardoor beter presteren. Door je bewust te worden van je ademhaling, zul je gaan herkennen wanneer je niet goed ademhaalt en dit kunnen corrigeren. Als je de controle over je ademhaling beheerst, zal dit vanzelf een automatisme worden.

Een voorbeeld van ademhalingscontrole is een tennisster die tussen de punten door niet goed ademhaalde. Hierdoor ging ze te gehaast spelen en werd haar anticipatievermogen minder, zodat ze wedstrijden onnodig verloor. Nadat ze ademhalingsoefeningen had gedaan, ging ze rustiger en beter ademhalen. Dit had tot gevolg dat ze ook rustiger ging spelen en beter kon anticiperen doordat ze haar aandacht beter kon richten. Ze had vervolgens veel minder onnodige verliespartijen.

Hoe doe ik het?

Hieronder staat een aantal oefeningen om de ademhaling onder controle te krijgen.

Oefening 3-1 Ademhaling
- Haal gewoon adem en word je bewust van wat er beweegt aan je romp en aan je borstkas als je ademhaalt.

- De aangepaste stabiele zijligging. Het uitgangspunt is de stabiele zijligging zoals die in de EHBO wordt gebruikt. Het is een zijligging met de onderste ledematen gestrekt en de bovenste ledematen gebogen. Het hoofd rust op de bovenarm. De knie van het bovenste been ligt op de grond. De aangepaste houding is dat je probeert om met de bovenste schouder naar de grond te bewegen. Je knie komt dan iets los van de grond. Haal nu rustig adem en voel je buik bewegen.
- Leg de muis van je hand (bij je duim) op een gedeelte van je borstkas en zorg dat je druk krijgt achter de muis. Leg vervolgens de muis op je buik, onderbuik en lende en zorg dat je hier ook druk krijgt achter je muis.
- Ademhaling met tijdsinterval. Adem in drie seconden in, in drie seconden uit, en weer drie seconden in. Daarna in zes seconden uit, drie seconden in, zes seconden uit, drie seconden in, negen seconden uit, drie seconden in, negen seconden uit, drie seconden in, twaalf seconden uit, drie seconden in, twaalf seconden uit. Vervolgens uitademen met drie seconden vermeerderen en iedere keer tussendoor in drie seconden inademen. Let wel: als je geen lucht meer hebt, mag je niet gaan persen, maar haal je gewoon weer adem.
- Het ademhalen zoals dat normaal gaat, dat wil zeggen actief inademen en passief uitademen, ga je omdraaien. Het uitademen wordt nu actief en het inademen passief. Bij de inademing loopt eerst je buik vol met lucht. Het inademen doe je als het ware ongemerkt. Als je buik helemaal vol is met lucht, blaas je het in een keer actief uit. Herhaal dit een aantal keer.

Concentreer je tijdens de eerstvolgende training zoveel mogelijk op je ademhaling. Bedenk van tevoren een aantal geschikte momenten hiervoor, bijvoorbeeld tijdens de stretching, bij basketbal tijdens het schieten van vrije worpen.

- Kies momenten waarbij je je erg moet concentreren.
- Probeer je bewust te worden van je ademhaling.
- Let erop dat je goed ademhaalt, dus over je buik.
- Noteer hoe het is gegaan:
- Was je je bewust van je ademhaling?
- Werd je er rustiger van?
- Kon je je beter concentreren?

3.3.2 Ontspanningsoefeningen

Een ontspanningsoefening is bedoeld om je te leren ontspannen en om te gaan met stress. Er bestaan verschillende soorten ontspanningsoefeningen. De oefening waar ik gebruik van maak heet de Progressieve Spier Relaxatie. Deze techniek is oorspronkelijk bedacht door Jacobson in 1932. Het is de bedoeling van deze oefening dat je leert je spieren te ontspannen en daarbij het verschil gaat leren herkennen tussen spanning en ontspanning van je spieren. Hierdoor ga je opmerken wanneer je spieren onnodig aangespannen zijn. Dit is namelijk vaak het geval als je last hebt van stress. Door de spanning te herkennen kun je de spieren ontspannen en de stress doen afnemen.

Waarom deze ontspanningsoefening?

Om optimaal te kunnen presteren is het van groot belang om stress en nervositeit te herkennen en te weten hoe je hiermee om moet gaan. Deze oefening leert je dit te herkennen door je attent te maken op de spierspanning. Tijdens het sporten komt het voor dat je de spieren ongemerkt aanspant terwijl dat eigenlijk niet nodig is en vaak zelfs onhandig, omdat de spieren dan niet goed gebruikt kunnen worden voor een plotselinge actie. Bovendien kost het veel onnodige energie en ga je je door de aanspanning ook nog gespannen voelen.

Deze oefening helpt je dus het verschil tussen spanning en ontspanning te leren herkennen. Hierdoor weet je wanneer je je spieren onnodig aanspant en leer je hoe je deze vervolgens weer kunt ontspannen.

Hoe werkt het?

Progressieve relaxatie is een techniek die gebruikt wordt als spierspanning groter is dan nodig voor een optimale prestatie. Jacobson ging er vanuit dat als de spieren ontspannen zijn een atleet onmogelijk nerveus of gespannen kan zijn. Immers, aanspanning is het tegenovergestelde van ontspanning en beide kunnen niet tegelijkertijd voorkomen.

Om optimaal te kunnen presteren is echter wel een zekere mate van spanning of ontspanning nodig. Hiervoor wordt het moeilijk te vertalen begrip *arousal* gebruikt. Om een goede prestatie te kunnen leveren, moet je eerst wat opgewonden (*aroused*) raken. Wanneer er totaal geen sprake is van opwinding, zal de prestatie ook laag zijn. Echter, te veel opwinding (arousal) doet de prestatie afnemen. Het is dus niet zo dat hoe meer arousal je hebt, hoe beter je presteert. Het gebied tussen te veel arousal en te weinig arousal wordt de zone van optimaal functioneren genoemd (zie figuur 3-3).

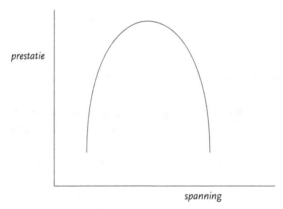

Figuur 3-3 Omgekeerde U-curve
Bron: Yerkes en Dodson, 1908.

Kort gezegd: bij te veel opwinding presteer je niet goed, maar bij te weinig ook niet. Het is dus zoeken naar de balans tussen spanning en ontspanning. Wanneer je gespannen bent, span je onbewust je spieren aan. Door de spieren nu bewust te ontspannen, leer je dit gevoel te herkennen. Wanneer je eerst een spier aanspant en vervolgens ontspant, zal dit heel anders aanvoelen. Over het algemeen zal het ontspannen van de spier als positiever beleefd worden, zodat voortaan gestreefd zal worden naar ontspanning van de spieren. Wanneer de sporter nu in een situatie bemerkt dat de spieren gespannen zijn, kunnen ze beter ontspannen worden en kan de sporter zich daarna weer beter richten op de sport.

Hoe doe ik het?

Zoek voor het uitvoeren van de oefening een rustige omgeving, bijvoorbeeld een bed, een bank of een gemakkelijke stoel. Als je de oefening vaker gedaan hebt, kun je steeds drukkere situaties opzoeken (trein, bus, kantine, kleedkamer, enzovoort). Leer ook in deze situaties de ontspanning goed uit te voeren.

Oefening 3-2 Ontspanning

1   Ga rustig zitten of liggen en haal drie keer diep adem.
2   Je gaat steeds een lichaamsdeel aanspannen en ontspannen.
3   Concentreer je eerst op het lichaamsdeel dat je aan gaat spannen.
4   Span vervolgens het desbetreffende lichaamsdeel aan. Houd de aanspanning ongeveer 5 seconden vast en ontspan daarna voor 10 tot 15 seconden.
5   Voel hierbij het verschil tussen spanning en ontspanning.
6   Blijf tijdens de oefening diep en rustig dooradem door middel van buikademhaling, vooral tijdens het aanspannen van de spieren.
7   Oefen het onderstaande rijtje eerst een paar keer en loop het rustig door, zodat je het zo snel mogelijk met je ogen dicht kunt doen. De oefeningen voor de ledematen worden na elkaar zowel rechts als links uitgevoerd.

Volgorde aanspanning/ontspanning:
- rug van de hand omhoog;
- vingers naar binnen;
- met een vuist naar je schouder (biceps);
- armen horizontaal vooruit strekken;
- bovenbeen;
- tenen naar je gezicht toe trekken;
- tenen van je afduwen;
- billen;
- rug, door holle rug te maken;
- buik;
- maagstreek;
- borstkas, door een diepe ademhaling die je snel en krachtig uitblaast;
- schouders, door je schouderbladen aan de achterkant naar elkaar toe te bewegen;
- nek, door je schouders op te trekken tot je oren;
- nek, door met je armen zover mogelijk richting je tenen te gaan;

- nek, door je kin op je borst te leggen;
- nek, door je hoofd naar links en naar rechts te draaien;
- voorhoofd, door wenkbrauwen op te trekken;
- voorhoofd, door wenkbrauwen te fronsen;
- kaken, door kiezen op elkaar te klemmen;
- tong, door deze tegen gehemelte te drukken;
- gezicht, door te glimlachen of een grimas te maken.

Neem na de oefening rustig de tijd om weer bij te komen.
In de ruimte hieronder kun je noteren hoe je de ontspanningsoefening gevonden hebt. Hoe voelde je je na de ontspanningsoefening? Was er een duidelijk verschil tussen voor en na de oefening?

....
....
....
....

3.3.3 Energizingoefeningen

Met energizing wordt bedoeld dat je jezelf oppept voor een training of wedstrijd. Het is eigenlijk een soort mentale warming-up. Het is de bedoeling dat je energie verzamelt om je sport te beoefenen. Het is bedoeld om de juiste spanning te creëren.

Waarom energizing?

Om optimaal te kunnen presteren moet je natuurlijk voldoende opgepept zijn, want anders zet je je niet goed genoeg in en richt je je aandacht niet op de juiste dingen. Je bent dan eigenlijk ongeïnteresseerd of verveeld. Door jezelf op te peppen kun je ervoor zorgen dat je wel geïnteresseerd raakt. Hiervoor kun je energizingoefeningen gebruiken.

Hoe werkt het?

Door het verhogen van het activatieniveau van de hersenen en het lichaam prepareer je jezelf om in actie te kunnen komen. Dit is nodig omdat je je anders sloom en verveeld voelt en niet gemotiveerd genoeg om actie te ondernemen.

De meeste mensen hebben wel eens meegemaakt dat ze ergens 'gewoon geen energie voor hebben'. In de sport komt dit ook voor en dit uit zich dan in desinteresse. Je bent dan nog niet klaar voor een wedstrijd, terwijl deze op het punt staat te beginnen. Door het lage activatieniveau kun je je aandacht niet goed richten en daardoor presteer je niet goed.

Om je lichaam in de gewenste toestand te brengen kun je gebruikmaken van bepaalde technieken. Een voorbeeld van energizing is peptalk. Vooral in teams wordt dit veel gebruikt. Echter, niet iedereen raakt gemotiveerd door een peptalk. Omdat iedereen verschillend is, is het beter technieken te gebruiken die goed bij jezelf passen en individueel toegepast kunnen worden. Zo ben je niet afhankelijk van een ander voor een peptalk, maar kun je zelf je energieniveau beïnvloeden. Tevens is het zo dat wat de één ziet als oppeppen voor de ander kan betekenen dat hij juist te veel opgepept wordt en hierdoor een stressreactie krijgt. Dit moet natuurlijk worden voorkomen.

Hoe doe ik het?

Oefening 3-3 Energizingtechnieken met een korte uitleg

1   Ademhaling
Door steeds sneller te gaan ademhalen verhoog je je energie. Stel je bij het inademen voor dat je energie inademt en bij het uitademen dat je je moeheid uitademt. Stel je voor dat de energie die je inademt zich door je hele lichaam verspreidt.

2   Fysieke warming-up
Een fysieke warming-up zorgt voor een betere bloedsomloop en spierontspanning en maakt je ook mentaal klaar voor de wedstrijd.

3   Work-out een paar uur voor de wedstrijd
Hierdoor prepareer je het lichaam voor actie en het neemt de spanning weg. Kijk uit dat je niet te zwaar traint voor een wedstrijd.

4   Muziek
Naar je favoriete muziek luisteren zorgt ook voor een hoger activatieniveau. Het moet natuurlijk niet te rustige muziek zijn, tenzij je te opgepept bent.

5   Verbeelden dat je een bepaald dier of machine bent
Denk bijvoorbeeld aan Mohammed Ali: 'Float like a butterfly, sting like a bee'.

6   Energetiserende woorden gebruiken
Deze woorden kun je tijdens een wedstrijd of training tegen jezelf zeggen en kunnen je helpen jezelf op te peppen en op de juiste manier je aandacht te richten. Voorbeelden hiervan zijn: explodeer, controleer, kracht, power, kom op. Ook je emotie tonen of met enthousiasme praten kunnen je oppeppen.

7   Energie halen uit de omgeving
Deze kun je bijvoorbeeld halen uit het publiek, je tegenstander, het volkslied of je eigen teamgenoten.

8   Transfer van energie
Gebruik de activatie die negatieve emoties zoals boosheid, frustratie, agressie teweegbrengen om je aandacht en concentratie te verhogen en op die manier om te zetten in positieve energie die helpt om beter te presteren.

9   Overvloedige energie opslaan voor later
Wanneer je te veel energie hebt voor bijvoorbeeld een wedstrijd, stop deze energie dan denkbeeldig weg in je lichaam en haal de energie weer naar boven wanneer je vermoeid raakt.

10   Afleiding
Wanneer je niet genoeg geactiveerd meer bent door vermoeidheid, kun je proberen je activatieniveau terug te krijgen door je op iets anders te richten. Concentreer je op wat je moet doen in plaats van op je vermoeidheid. Denk aan de uitdrukking 'de winnaar kent geen vermoeidheid'. Dit komt omdat de echte winnaar zijn aandacht niet richt op vermoeidheid, maar op andere dingen, zoals de acties die uitgevoerd moeten worden om te kunnen winnen.

11 Doelen stellen
Verveeldheid kan ontstaan doordat de tegenstander veel beter is dan jij. Door een bepaalde doelstelling na te streven kun je toch weer gemotiveerd raken.
12 Peptalks
Een oppeppend praatje door een coach, aanvoerder, medespeler of tegen jezelf.
13 Bulletin Boards
Inspirerende zinnen van een beroemde sporter of een anoniem statement.

Vragen

1   Welke van de technieken uit oefening 3-3 gebruik je zelf al en hoe gebruik je deze?
2   Welke daarvan vind je het best werken bij jezelf? Hoe merk je dat?
3   Kies nog een paar van bovenstaande technieken uit en probeer ze de komende tijd eens uit. Noteer welke je gebruikt hebt en hoe je ze ervaren hebt.

3.4 VERBEELDING

Verbeelding wordt gedefinieerd als het gebruikmaken van alle zintuigen om een ervaring in de geest te (her)creëren (Murphy & Jowdy 1992). Het gaat om een mentale techniek die ervoor zorgt dat de menselijke geest reageert zoals die gewend is – zien is geloven. Verbeelding is een toevoeging aan, en niet een vervanging van, fysieke training. Met verbeeldingsoefeningen oefen je een taak (sportbeweging) zonder dat je de beweging daadwerkelijk uitvoert, met de bedoeling de beweging zo goed mogelijk te leren. Je oefent haar dus in gedachten. De Engelse term hiervoor is *imagery*, wat verbeelding of voorstelling betekent. Verbeelding is meer dan visualiseren. Als je iets visualiseert, dan zie je dingen 'met je geestesoog', maar dan zie je alleen beelden. Bij verbeelding is er meer aan de hand. Je ziet niet alleen, maar ook hoor je dingen, je ruikt je omgeving en je voelt je spieren. Ook ervaar je de emoties die bij het beeld in je hoofd horen. Het is dus een levensechte simulatie van een gebeurtenis in je gedachten. Het is het herhalen van bewegingen of acties door eraan te denken. In het dagelijks leven komt het vaak voor. Mensen verbeelden zich situaties, dingen die ze moeten zeggen, autorijexamens, sollicitatiegesprekken, enzovoort.

3.4.1 Waarom verbeeldingsoefeningen?

Door je verbeelding te gebruiken, kun je een beweging oefenen zonder dat je deze daadwerkelijk uitvoert. Dit heeft als voordeel dat je haar op allerlei plaatsen en momenten kunt oefenen zonder dat je de gebruikelijke hulpmiddelen bij de hand hebt, zoals een bal, sporttenue, tegenstander, enzovoort. Bovendien is het zo dat je jezelf door iets te verbeelden voorbereidt op de uitvoering van die beweging, waardoor deze in het echt ook makkelijker en beter uitgevoerd zal kunnen worden.

Als je een beweging voorstelt, kun je bedenken wat er gebeurt als je iets verandert aan de beweging. Zo kun je zonder risico nieuwe dingen uitproberen en in je gedachten kun je dan nagaan welke gevolgen dit heeft. Zodoende kun je er ook voor zorgen dat je verkeerde bewegingen voorkomt doordat je in je verbeelding al hebt gezien dat die beweging niet goed is. Door een goede verbeelding neemt je zelfvertrouwen toe om de geoefende acties uit te voeren. Je leert ook aandacht te schenken aan de relevante gevoelens en gedachten tijdens de actie en je aandacht wordt minder afgeleid door irrelevante zaken.

Je kunt verbeelding gebruiken voor verschillende dingen.
- Nieuwe vaardigheden leren.
- Nieuwe tactiek leren.
- Oefenen van bestaande vaardigheden en tactieken.
- Mentale voorbereiding op een wedstrijd.
- Een wedstrijd achteraf nog eens 'naspelen' en kritieke fases herhalen, waarbij zowel positieve als negatieve acties belicht worden waar je van kunt leren.
- Problemen in je spel opsporen en oplossen.
- Omgaan met stress.
- Mentale vaardigheden leren of verbeteren.
- Zelfvertrouwen vergroten.
- Herstellen van blessures of zware training.

3.4.2 Hoe werkt het?

Alvorens uit te leggen hoe verbeelding werkt, komt eerst het bewegen aan de orde. Alle bewegingen met uitzondering van reflexen worden bestuurd door de hersenen. Het is niet zo dat er voor iedere beweging een opdracht is, maar de hersenen geven een grove beweging door, die daarna verfijnd wordt. Bij het oppakken van een kopje gaat je hand richting het kopje en vormt zich al een beetje om het goed te kunnen pakken. Pas als je hand vlak bij het kopje is, volgt de verfijning en kun je het pakken. Aan iedere beweging gaat een commando vooraf dat door de hersenen wordt gegeven, behalve bij de eerdergenoemde reflexen. Een goed voorbeeld van een reflex is het aanraken van een heet voorwerp met je hand, bijvoorbeeld een kookplaat. Het signaal van je huid ('dit is heet') gaat niet helemaal naar de hersenen maar stopt bij het ruggenmerg. Het ruggenmerg zorgt ervoor dat je in een reflex je hand terugtrekt om verbranding te voorkomen. Als het signaal helemaal naar je hersenen en terug zou moeten, zou dit te lang duren. In de sport bestaan eigenlijk geen reflexen, maar alleen anticipaties en reacties. Alle bewegingen in de sport staan dus onder commando van de hersenen. Veel technieken in de verschillende sporten zijn moeilijk en het duurt jaren voordat een sporter ze beheerst. Als je een beweging maakt, is er in de hersenen een bepaald patroon zodat je die beweging uit kunt voeren. Tijdens een verbeeldingsoefening van diezelfde beweging wordt dit patroon door je hersenen gekopieerd, al is dit iets zwakker omdat je niet echt beweegt. Bij het oefenen van een nieuwe beweging zal er in de hersenen een nieuw patroon worden gelegd. Dit heet leren. Leren wil zeggen de mogelijkheid hebben tot een min of meer constante verandering van gedrag.

Bij verbeelding zijn drie kenmerken van belang:
- duidelijkheid;
- controleerbaarheid;
- perspectief.

Hoe duidelijker en scherper de beelden zijn, hoe beter het effect in de werkelijkheid is. Controleerbaarheid wil zeggen dat de sporter in zijn hoofd kan zien wat hij wil zien. Sommige sporters blijven onbewust de foute bewegingen maken in hun hoofd en kunnen dat niet of moeilijk veranderen. Het derde belangrijke punt is het perspectief, kijk je door je eigen ogen of zie je jezelf als op een video. Het eerste, interne perspectief, is belangrijk om de bewegingen goed te kunnen voelen. Het externe perspectief is van belang om emotioneel afstand te kunnen nemen.

3.4.3 Waar en wanneer kan ik de oefeningen doen?

In het begin kun je de oefeningen het best doen op een rustige plek, zodat je niet wordt afgeleid. Eerst oefen je met dingen die bekend zijn. Als je dit redelijk onder de knie hebt, kun je verder met sportspecifieke oefeningen. Eerst begin je met acties die je al kunt om het zelfvertrouwen te vergroten. Daarna kun je nieuwe bewegingen voorstellen. Vervolgens doe je de oefeningen op de trainingen, bij wedstrijden en maak het een onderdeel van je voorbereiding. Gebruik tijdens de oefeningen zoveel mogelijk je zintuigen. Je verbeelding heb je altijd bij je en kun je dus overal en altijd gebruiken.

3.4.4 Hoe doe ik het?

Hieronder volgen enkele oefeningen die betrekking hebben op de duidelijkheid en controleerbaarheid van de beelden. Met oefening 3-4 kun je de duidelijkheid van je verbeelding oefenen. Met oefening 3-5 de controleerbaarheid. Iemand die dit goed beheerst kan wedstrijdsituaties gaan verbeelden. In oefening 3-6 ligt de nadruk op het gevoel van de spieren en het ervaren van emoties.

> *Oefening 3-4: Verbeeldingsoefening 1*
> - Pak een voorwerp in je handen en richt je aandacht op ieder detail van het voorwerp, de vorm en de kleur.
> - Sluit je ogen.
> - Zie het voorwerp met alle details, de vorm en de kleur.
> - Open je ogen en vergelijk jouw beeld met het echte voorwerp.
> - Sluit je ogen.
> - Zie het voorwerp met alle details, de vorm en de kleur.
> - Open je ogen.

Oefening 3-5: Verbeeldingsoefening 2

- Sluit je ogen.
- Zie de voorkant van je huis, met alle details, de vorm en de kleur.
- Maak het huis twee keer zo groot.
- Maak het huis, via normale grootte, twee keer zo klein.
- Maak het huis weer van normale grootte.
- Open je ogen.

Oefening 3-6: Verbeeldingsoefening 3

- Sluit je ogen.
- Zit in je auto achter het stuur.
- Voel je handen op het stuur en je voeten op de pedalen.
- Je moet ergens op tijd zijn en je komt in een file terecht.
- Voel nu hoe je je normaal gesproken voelt in een file.
- Open je ogen.

3.5 CONCENTRATIE EN AANDACHT

Wanneer een coach tegen een speler zegt dat hij zich moet concentreren, zou hij eigenlijk moeten zeggen op welke manier hij zich moet concentreren. Hierbij zijn twee dingen belangrijk. Ten eerste de 'breedte' van de concentratie. Sommige sportsituaties vereisen een brede vorm van concentratie, terwijl andere situaties juist een smallere vorm van concentratie vereisen. Bijvoorbeeld het raken van een honkbal vereist een smalle vorm van concentratie, omdat andere dingen eromheen er op dat moment niet toedoen. Ten tweede is de richting van de concentratie belangrijk. Soms moet de aandacht meer intern gericht zijn, terwijl andere keren de aandacht meer extern gericht moet zijn, bijvoorbeeld op de bal of op de tegenstander. In iedere sport is het belangrijk op het juiste moment de juiste vorm van concentratie of aandacht te kunnen gebruiken en tijdens wedstrijden hier tussen kunnen switchen. De combinatie van smal/breed en intern/extern bepaalt de 'aandachtsstijl'. Er zijn vier verschillende aandachtsstijlen, zie hiervoor tabel 3-1 (Nideffer 1986).

Tabel 3-1 Aandachtsstijlen volgens Nideffer

Klein binnen	Nauwkeurig	Smal intern introvert	Focus je hierbij in gedachten op bijvoorbeeld een spier, gewricht of het gevoel in een klein lichaamsdeel zoals je linker kleine teen.
Klein buiten	Nauwkeurig	Smal extern extravert	Aandacht op iets van beperkte omvang buiten jezelf, bijvoorbeeld een kopje koffie op tafel of de punt van een lepeltje.
Groot binnen	Globaal	Breed intern introvert	Je moet je hierbij een voorstelling maken van volledige bewegingen, die je als een film afdraait in je hoofd.
Groot buiten	Globaal	Breed extern extravert	De bedoeling hierbij is om voor jezelf een (letterlijk) zo breed mogelijk gezichtsveld te creëren in een poging een gezichtsveld van 180° te bereiken.

Niet iedereen is even goed in het toepassen van iedere vorm van concentratie. Sommigen zijn beter in het ontwikkelen van het interne type concentratie dan anderen. Iedereen heeft een vorm van aandacht die het best bij hem past.

Wanneer een sporter onder druk komt is het logisch dat de vorm van concentratie die de sporter zich het meest heeft eigen gemaakt op dat moment naar voren komt. Een sporter die vooral smal intern geconcentreerd is, zal dit onder druk in extreme mate worden. Zoals je je kunt voorstellen, zal dit de sporter niet altijd ten goede komen. De smal intern gerichte sporter zal niet meer doorhebben wat er om hem heen gebeurt en daardoor kunnen de prestaties achteruitgaan. Dit is dan ook de reden waarom het van belang is alle aandachtsstijlen te beheersen.

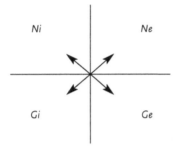

Figuur 3-4 Aandachtsgerichtheid in trainingen en wedstrijden
Naar: Nideffer 1986.

3.5.1 Kenmerken van de verschillende aandachtsstijlen

De verschillende aandachtsstijlen hebben de volgende kenmerken (zie figuur 3-4).
1   *Smal intern/Nauwkeurig introvert/Klein binnen*
Taakgeoriënteerd, vermijden van afleiding, focus op een ding, nadenken, leren.
2   *Smal extern/Nauwkeurig extravert/Klein buiten*
Bewust van een klein gedeelte van de omgeving.
3   *Breed intern/Globaal introvert/Groot binnen*
Analytisch, voelen hoe het ongeveer is, erg bezig met gevoelens en gedachten.
4   *Breed extern/Globaal extravert/Groot buiten*
Goed bewustzijn van de omgeving en vangt veel stimuli van buitenaf op.

Vragen en opdrachten

1   In de oefeningen 3-7 tot en met 3-10 staat voor iedere aandachtsstijl een oefening. Loop deze oefeningen een aantal keren door om je de vier stijlen eigen te maken.
2   Om te bepalen welke aandachtsstijl het best bij jou past, kun je je de volgende dingen afvragen.
   □   Ben je extravert? Je praat veel, bent erg uitbundig, enzovoort.
   □   Ben je introvert? Je bent meer een denker, een beetje verlegen, enzovoort.

☐ Ben je globaal? Je kamer is rommelig, je doet alles zoals het ongeveer moet, enzovoort.

☐ Ben je nauwkeurig? Je kamer is keurig opgeruimd, je wilt alles precies doen zoals het moet.

☐ De combinatie van intern/extern en globaal nauwkeurig bepaalt je aandachtsstijl.

3 Wat voor aandachtsstijl heb je wanneer je onder druk staat? Helpt dit jou wanneer je onder druk staat?

Oefening 3-7 Waardoor word je afgeleid?

Voor het eerste gedeelte van deze oefening moet je ongeveer twee minuten de tijd nemen. Ga comfortabel zitten in een ruimte waar geen afleiding is.

Doe je ogen dicht.

Richt je aandacht op je ademhaling.

Je focus kan hierbij gericht zijn op verschillende dingen, bijvoorbeeld:

■ het geluid van je ademhaling;

■ het gevoel van op en neer gaan van je diafragma;

■ de lucht die in en uit je neus en mond gaat;

■ een beeld dat je verbindt met het ademhalingsproces, zoals een golf die op de kust aanspoelt en weer terugtrekt;

■ een combinatie van deze dingen.

Terwijl je gemakkelijk en natuurlijk inademt, richt je je op een van deze aandachtspunten van je ademhaling.

Op het moment dat je uitademt, verplaats je je aandacht naar het getal 1. Je kunt het getal in je gedachten (geestesoog) visualiseren, het woord 'een' voor jezelf herhalen, of op de een of andere manier deze twee combineren.

Als je voor de eerste keer merkt dat je aandacht de juiste focus heeft verlaten, breng jezelf dan terug naar je ademhaling en het getal, maar dit keer ga je naar het getal 2. Focus op je ademhaling als je inademt. Focus op het getal 2 als je uitademt.

Blijf dit doen totdat je weer wordt afgeleid en schakel dan over naar het getal 3.

Elke keer dat je je bewust wordt van het verlies van je focus tel je er een bij op. Onthoud aan het eind van de oefening waar je gebleven bent met tellen.

Na de oefening

Als de twee minuten voorbij zijn, stel dan voor jezelf de volgende dingen vast.

1 Wat was het laatste getal waar je je op richtte?

2 Waar concentreerde je je op met elke in- en uitademing? Een visueel, auditief (gehoor) aandachtspunt, of op lichaamsgewaarwordingen? Bijvoorbeeld: luisterde je naar je ademhaling en herhaalde je de getallen hardop in je gedachten? Gaf je aandacht aan het fysieke gevoel van je in- en uitademing terwijl je telde? Gebruikte je visuele beelden als aandachtspunten, zag je bijvoorbeeld de getallen als een plaatje dat je ademhaling vergezelde?

3 Als je aandacht afdwaalde, wat zorgde dan voor de afleiding? Was je meer afgeleid door wat je zag of juist meer door geluiden of interne gevoelens? Bijvoorbeeld, betrapte je jezelf luisterend naar de geluiden om je heen of het geluid van je innerlijke dialoog? Had je de neiging afgeleid te worden door visuele beelden in de kamer of in je gedachten/geestesoog? Verstoorden lichaamsgewaarwordingen je concentratie?

Oefening 3-8 Afleiding door geluid

Zet voor deze oefening, die weer twee minuten duurt, een radio aan of een bandje of cd die je leuk vindt. Herhaal dezelfde oefening als daarnet. Weer met je ogen dicht. Concentreer op je ademhaling als je inademt en het tellen als je uitademt. Tel er steeds een getal bij op wanneer je wordt afgeleid. Als de twee minuten voorbij zijn, onthoud dan het getal dat je hebt bereikt. Vraag jezelf daarna weer af waar je aandacht op gericht was: op een visueel, auditief, lichaamsgewaarwording of combinatie aandachtspunt. Bedenk ook wat je het meest heeft afgeleid.

Oefening 3-9 Afleiding door bewegende beelden

Ga voor deze derde oefening ongeveer een meter van een televisie zitten of direct bij een raam met een interessant uitzicht. Herhaal de twee-minuten-oefening met je ogen open terwijl de tv aan is of terwijl je uit het raam kijkt.
Onthoud opnieuw het getal waar je bent gebleven, wat je koos om je op te richten terwijl je ademhaalde en wat je het meeste vond afleiden.

Oefening 3-10 Afleiding door huidwaarnemingen

Voor deze laatste oefening ga je in de buurt van een ventilator, straalkacheltje of airconditioning zitten. Buiten zitten als er een stevige wind staat of als het regent (aangenomen dat het buiten relatief warm is) zal ook werken. Doe opnieuw de concentratieoefening gedurende twee minuten, nu weer met je ogen dicht. Probeer je aandachtspunt te behouden terwijl je de lucht/wind/hitte/kou/regen kunt voelen. Onthoud nu ook weer het getal waarmee je bent geëindigd, waar je je aandacht op richtte en wat je voornamelijk afleidde.

In de praktijk maak ik veel gebruik van de cirkels van Eberspächer (1990) (zie figuur 3-5). Het is een didactisch sterke manier om uit te leggen waar een sporter zijn aandacht op kan richten voor, tijdens en na wedstrijden. In cirkel 1 is de sporter alleen maar bezig met de taak die hij moet uitvoeren. Voor iedere sport is die taak anders omdat er andere bewegingen en beslissingen bij betrokken zijn. In cirkel 2 wordt de sporter afgeleid door geluiden, personen en gebeurtenissen op en rond het sportveld. In cirkel 3 begint de sporter te vergelijken hoe het op dat moment met hem gaat en hoe hij eigenlijk zou kunnen presteren. Hij vergelijkt zichzelf met het niveau op de trainingen of met eerdere wedstrijden. In cirkel 4 denkt de sporter aan winnen of verliezen. Het gaat niet lekker met het presteren en de sporter begint zich zorgen te maken en begint aan de toekomst te denken. In cirkel 5 is de sporter nog verder weg van de taak. Hij houdt zich bezig met de gevolgen van winnen en verliezen, bijvoorbeeld of hij zich plaatst voor de Olympische Spelen of niet. In cirkel 6 ben je serieus aan het overwegen wat je daar aan het doen bent. Op het moment dat een sporter is cirkel 6 is gekomen, is het ook mogelijk om naar cirkel 1 te gaan en de wedstrijd naar behoren uit te spelen. Er kan dan echter niet meer gewonnen worden.

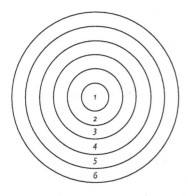

1 = ik en mijn taak (bewegingen)
2 = directe afleidingen (weer, publiek,
    scheidsrechter, materiaal, etc.)
3 = is-behoort te zijn vergelijking
4 = winnen/verliezen
5 = consequenties van winst/verlies
6 = zinsvraag (wat doe ik hier?)

Figuur 3.5 Aandachtscirkels van Eberspächer

3.6 GEDACHTECONTROLE

Er bestaat een directe relatie tussen zelfvertrouwen en succes. De zelfspraak en verbeelding van een sporter met zelfvertrouwen zijn consistent positief en enthousiast. Sporters kunnen leren om met gebruik van *self talk* (zelfspraak) het vertrouwen op te bouwen en het leren en uitvoeren van bewegingen te vergemakkelijken. Er bestaan verschillende methoden en technieken om gedachten te veranderen, te stoppen en om te buigen. Sporters moeten zich bewust zijn van de hoeveelheid inzet en tijd die het leerproces met zich mee kan brengen.

Gedachtecontrole is een belangrijke component van de mentale training. Een sporter kan zich namelijk lichamelijk prima voelen, ontspannen zijn en de juiste beelden hebben, maar één 'verkeerde' gedachte, één gedachte die afleidt van de taak, kan funest zijn. Het prettige gevoel is weg, en wordt vervangen door spanning en zorgen maken. Gedachten en gevoelens zijn erg belangrijk voor prestaties. Daarom is gedachteverandering ook belangrijk.

Gedachten en gevoelens uiten zich vaak door zelfspraak. Sporters praten dan tegen zichzelf of hebben gedachten over de omgeving of over zichzelf. Zelfspraak wordt gebruikt om angst, aandachtsgerichtheid, motivatie, agressie en dergelijke aan te passen en te veranderen. Er zijn vier soorten van zelfspraak.

1 *Zelfspraak om irrationele gedachten te veranderen*
Heeft te maken met algemene observaties: 'ik wil altijd mijn best doen, maar ik hoef niet te eisen dat ik perfect ben'.

2 *Zelfspraak om agressie onder controle te houden*
Betekent het juist plaatsen van de gevoelens van agressie: 'ik moet niet denken aan het verwonden van een ander of hem pijn te doen, maar kan beter mijn best doen als ik boos ben op iemand'.

3 *Zelfspraak in combinatie met verbeelding*
Kan goed gebruikt worden voor het aanleren en verfijnen van technieken in een sport. 'Zorg dat je hand in de goede positie is en dan goed doorhalen'.

4 *Zelfspraak om de aandachtsgerichtheid te verbeteren*
'Ik weet dat mijn ouders op de tribune zitten, maar ik let op mijn tegenstander en de bal'.

De vierde vorm van zelfspraak wordt waarschijnlijk het meest gebruikt en is erg belangrijk. Sporters gebruiken in het algemeen twee manieren van zelfspraak om de aandachtsgerichtheid te verbeteren. De eerste manier is om door middel van zelfspraak afleidingen uit de omgeving te negeren, zoals toeschouwers en pers. De tweede manier is om door middel van zelfspraak de aandacht te richten op de waarnemingen met relevante informatie binnen de sport. Voorbeeld: een turnster had problemen met de concentratie voor de oefeningen, voornamelijk na een aantal goede prestaties in de wedstrijden. Het bleek dat de scores van haar teamgenoten haar afleidden. Als de scores van de anderen tegenvielen moest zij extra haar best doen om de totaalscore op te halen. Daarbij waren haar eigen scores hoog in het begin, wat ervoor zorgde dat ze haar verwachtingen over haar eigen totaalscore hoger maakte. Naarmate er meer toestellen aan de beurt kwamen, werd de aandachtsgerichtheid minder effectief. Ze was bezig met het voldoen aan haar eigen hoge verwachtingen en het ophalen van de lage scores van haar teamgenoten. Ze ging zich meer en meer zorgen maken, wat een invloed had op de aandacht. De aandacht verschoof van het uitvoeren van de oefening zelf naar de toekomst waarin een puntentotaal gehaald diende te worden. Deze aandachtsverschuiving zorgde ervoor dat het uitvoeren van de oefening minder effectief verliep. Om dit aan te pakken kunnen verbeeldings- en gedachtecontroletechnieken worden gebruikt. De turnster kan gestimuleerd worden om haar zelfspraak te veranderen. In plaats van 'ik moet de totaalscore ophalen' wordt de zelfspraak 'ik vergeet de anderen en de scores en richt me op mijn eigen oefeningen' of 'ik kan niet het hele team op mijn schouders dragen, als ik dat wel doe, is dat slecht voor mijn eigen prestatie'.

Enkele andere suggesties om de turnster positief en reëel de wedstrijd te laten benaderen zijn: 'ik ben alleen met de balk, de vloer, de brug met ongelijke leggers, en de paardsprong', 'ik heb geen rekenmachientje in mijn hoofd' en 'ik heb alleen beelden van perfecte en prachtige oefeningen en bewegingen in mijn hoofd'.

Gedachteverandering gebeurt niet zomaar. Dit wordt gedaan aan de hand van het 4G-schema (Ellis 1962). Het 4G-schema verwijst naar gebeurtenissen, gedachten, gevoelens en gedrag. De grondgedachte is dat het niet de gebeurtenissen zelf zijn die mensen uit hun evenwicht halen, maar de manier waarop mensen ze zien of ervaren.

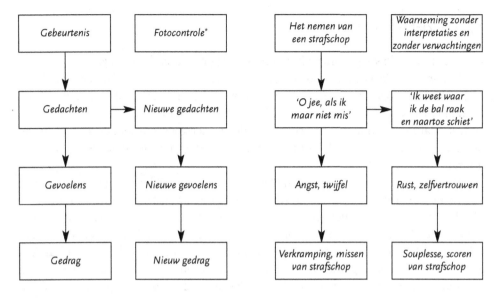

Figuur 3-6a 4G-schema

Figuur 3-6b Voorbeeld van een uitgewerkt
4G-schema

In een gebeurtenis wordt nagegaan hoe een sporter zich voelt. Het uitgangspunt is dat de gebeurtenis op zich geen druk of andere gevoelens kan veroorzaken, de gedachten die iemand heeft, wel. Bijvoorbeeld een strafschop in de laatste minuut die beslist over winst en verlies, kan op zich geen druk veroorzaken. De gedachte: o jee, als ik maar niet mis, wel. Sporters hebben veel gedachten die ze eigenlijk niet zouden willen hebben.

Over die gedachten zijn een aantal vragen te stellen.

- Is de gedachte waar, is de gedachte gebaseerd op feiten?
- Helpt de gedachte te bereiken wat je bereiken wil?
- Helpt de gedachte je te voelen zoals je je wilt voelen?
- Helpt de gedachte om conflicten met je omgeving te vermijden of te voorkomen?

Deze vragen worden samengevoegd tot: 'heb je er iets aan om dat te denken, ga je daardoor beter sporten?' Als het antwoord hierop 'nee' is, dient de gedachte te worden veranderd. Als deze techniek goed wordt toegepast, is het resultaat dat de sporter zijn aandacht kan sturen. Door middel van zelfspraak richt hij zijn aandacht op de relevante waarnemingen in zijn sport.

---

* Fotocontrole: het waarnemen van een gebeurtenis zonder er interpretaties of verwachtingen aan te verbinden.

3.7 FREEZE-FRAMETECHNIEK

3.7.1 Combinatie van ademhaling, verbeelding en gedachtecontrole

Er komen de laatste jaren apparaten op de markt die steeds verfijnder zijn in het meten van fysiologische en mentale processen. Een apparaat dat ik vaak gebruik in mijn praktijk is de Freeze Frame™ van de firma HeartMath®. Het is een biofeedback-systeem dat met behulp van een computer de sporter gegevens biedt over zijn lichamelijke en mentale toestand. Het is gebaseerd op nieuwe wetenschappelijke kennis omtrent het hart en de hersenen.

De eerste fase van de Freeze-Frametechniek kan men het best vergelijken met een stilgezette film. De voortrazende 32 frames per seconde worden 'bevroren'. Men zet de film in gedachten stil en ziet geen beweging meer in het beeld. De wereld staat stil en er is even niets anders om naar te kijken. De cognitieve en emotionele reacties komen volledig tot stilstand. Men verschuift de aandacht naar het gebied rond het hart en genereert een positief gevoel van waardering, zorg en liefde, die iemand omringt ('beleeft'). Dit proces zorgt ervoor dat de fysiologische reacties op stress worden geblokkeerd en daarvoor in de plaats komt een signaal naar de hersenen dat het para-sympathische systeem kan stimuleren ofwel dat je kunt ontspannen. Vaak hoor je dat men dan weer helder en creatief kan denken. Adequate gedachten verschijnen, beslissingen kunnen genomen worden en nieuwe ideeën komen naar voren.

Deze techniek vereist oefening en het effect hangt af van de intensiteit waarmee wordt geoefend. In deze techniek maak je gebruik van je voorstellingsvermogen, ontspanningstechnieken en gedachtecontrole. Deze techniek bestaat uit vijf stappen.

3.7.2 Stappen van de Freeze-Frametechniek

De Freeze-Frametechniek kent de volgende vijf stappen.

- *Stap 1*

Neem vanuit een gestresste situatie een time-out. Zet de situatie even stil, alsof je de toets van een videorecorder op <still> zet. Het beeld bevriest dan voor een ogenblik. Visualiseer vervolgens jezelf buiten de situatie, laat alles los en plaats voor de situatie een glazen raam, doe de gordijnen dicht. Stel je nu voor dat het raam steeds kleiner wordt en in de verte verdwijnt.

- *Stap 2*

Richt je aandacht voor minstens tien seconden op het gebied rond je hart. Adem door dit gebied in en adem uit via je middenrif (net onder je borstbeen). Eventueel een paar keer rustig herhalen. Ook kun je, als je dat prettiger vindt, je aandacht richten op je ademhaling en proberen je te ontspannen door naar je buik te ademen. Wat hierbij kan helpen is om jezelf achter je navel een plekje voor te stellen in je buik ter grootte van een 20 eurocentmuntje en de lucht daar rustig naartoe te laten stromen en zonder inspanning weer weg te laten vloeien.

- *Stap 3*

Haal een gebeurtenis voor de geest, waarbij je geluk, liefde of waardering voelde. Het kan een fantastische zonsondergang zijn, een situatie met vrienden of familie of een moment dat iets lukt waarop je erg trots was. *Beleef* dit moment en draai het niet als een film af. Bij dit voorstellen is het belangrijk om je echt in te leven in je mentale voorstelling, dus daarbij alle zintuiglijke ervaringen te gebruiken, zoals reuk, zicht, geluid, voelen van spieren en lichaam, emoties en ervaring. Blijf hierbij ontspannen en blijf de aandacht geven aan de ademhaling via het hart of de buikademhaling.

- *Stap 4*

Gebruik je intuïtie, je zesde zintuig, en oprechtheid en vraag aan je hart: 'Wat zou een beter 'antwoord' op deze situatie zijn, eentje die de stress in de toekomst kan verminderen?'

- *Stap 5*

Luister naar wat je hart je influistert (het is een zeer effectieve manier om je gedachten en emoties op een lijn te krijgen en je 'eigen raadgever' te activeren). Ga bewust na wat het verschil is in hoe je je nu voelt en hoe je nu de dingen ervaart en hoe dat hiervoor was.

Wat heb je nodig voor de techniek? Niet veel. Het moeilijkste gedeelte zit 'm in stap 3. Voor je met de techniek begint, kun je het best 4 à 5 situaties paraat hebben waarin je je gelukkig voelde en die je (makkelijk) opnieuw kunt beleven. Check of je ook werkelijk een gelukkig gevoel bij die situatie hebt. Het hoeft niet perfect te zijn, als er maar even een kort gevoel van werkelijk geluk door je stroomt.

Begin bovendien niet in de moeilijkste of meest stressvolle situatie. Bij krachttraining begin je ook niet met de zwaarste gewichten. Maak een lijst met tien stressvolle situaties uit de laatste drie maanden en geef die een cijfer. Het cijfer 1 staat voor de situatie met de minste stress en die met een 10 heeft de meeste stress. Begin de Freeze-Frametechniek met de situatie die je bij 1 omschreven hebt.

Dit effect is voor een deel ook te behalen met ademhaling. Voor een deel is het juist, want een cognitieve langzame ademhaling (bijvoorbeeld door te tellen) zorgt ervoor dat dit samengaat met een ontspannen gevoel. Ademhalen volgens een vast langzaam patroon, is echter vermoeiend. Dit komt deels omdat we het hart via de ademhaling proberen te reguleren. Dit is onnatuurlijk omdat het hart zelf de regelaar van de ademhaling is (denk maar aan gevaar, de ademhaling stokt dan soms). We zetten het proces dus eigenlijk op zijn kop. Focussen op het gebied rond het hart eist niets van de ademhaling en vraagt verder niets. Het is dus relatief gemakkelijk. Freeze-Frame kan ook naast de andere technieken gebruikt worden. Als iets anders goed bevalt, kan dat ook. Freeze-Frame kan alleen worden toegepast met de noodzakelijke computerapparatuur.

3.7.3 Gebruik van de Freeze-Frametechniek

Het lijkt gemakkelijk om Freeze-Frame te gebruiken. Soms is de stress echter zo groot dat je het niet voor kunt stellen dat je dan een positief gevoel kunt ontwikkelen. Je hoofd zegt dat je iets moet doen in die situatie. Je moet handelen! In die gevallen kun je het beste de eerste twee fasen van Freeze-Frame inzetten en kijken of je de N-stand kunt bereiken. Net als bij een auto met een automatische versnellingsbak is de N-stand, de stand waarin de auto vrij is. Hij gaat niet vooruit, maar ook niet achteruit. De motor loopt, maar er gebeurt niets. Dit is de toestand die je ook zou moeten bereiken in die situaties waarin je even dat positieve gevoel niet te pakken kunt krijgen. Vraag je dan af: is er misschien nog meer in deze situatie te vinden dan ik gezien heb, of: wat als er nog iets is wat ik nog niet weet? Het zal je verbazen hoeveel energie je kunt sparen in de N-stand, als we niet zomaar aannemen dat iets zus of zo zal zijn. Soms lukt het na een tijdje om toch dat positieve gevoel te activeren. Zo niet, dan heb je toch veel energie gespaard en kan het lichaam weer snel overgaan tot het onderhoud en herstel van haar cellen.

Je kunt de Freeze-Frametechniek thuis toepassen:
- op transitiepunten (van huis naar training/wedstrijd, van training/wedstrijd naar huis), zodat je sport bij de sport laat en het huis thuis;
- voor gesprekken of telefoontjes om beter te kunnen luisteren en beter contact te hebben;
- op elk moment als communicatie spaak dreigt te lopen;
- tussen activiteiten door;
- aan het begin van een dag om een positieve toon te zetten en aan het einde van een dag om hem goed af te sluiten en een rustige nachtrust te hebben.

Je kunt de Freeze-Frametechniek in de sport toepassen:
- in tijden van drukte en veel hectiek;
- voor een moeilijke situatie of uitdaging;
- bij een conflict;
- wanneer de sport niet naar wens gaat;
- bij het omgaan met spanning;
- bij het omgaan met afleidingen;
- bij het omgaan met druk.

Je kunt de Freeze-Frametechniek toepassen voor gezondheid en creativiteit:
- voor herstel tijdens of na ziekte, blessure of gewoon 'rusten';
- om een nieuw idee uit te werken of tot stand te laten komen.

In dit hoofdstuk is een overzicht gegeven van de verschillende mentale vaardigheden die wereldwijd door sportpsychologen worden gebruikt. In hoofdstuk 4 wordt een beschrijving gegeven van een individuele mentale training, over hoe de mentale vaardigheden worden aangeboden.

4 Procedure van individuele mentale training

Mentale training is meer dan het instrueren van mentale vaardigheden. Het gaat ook om de werkrelatie tussen de sportpsycholoog en de sporter. In de literatuur over toegepaste sportpsychologie kan echter weinig worden gevonden over deze werkrelatie (Andersen 2000). Om iets te vinden heb ik me tot de psychotherapie en de gedragstherapie gewend, waar kan worden gevonden dat niet alleen de technieken en methoden die worden gebruikt als psychologische interventies een effect hebben op de gedragsverandering van de persoon. Verscheidene andere factoren spelen ook een belangrijke rol in de effectiviteit van de werkrelatie. Frank (1974) maakte een overzicht van deze factoren.

1 De relatie op zich tussen de sportpsycholoog en de sporter. De sporter heeft vertrouwen in de sportpsycholoog en in zijn bereidwilligheid om te helpen.

2 Het kantoor van de sportpsycholoog is een 'genezingsplaats'. De sporter voelt zich veilig om zijn emoties te tonen.

3 Mentale training heeft een grondgedachte of mythe die een sporter helpt zijn tekortkomingen te overwinnen.

4 De interventietechnieken die worden gegeven door de sportpsycholoog, demonstreren zijn kennis en vergroten op hun beurt het vertrouwen in hem.

In het mentale-trainingsprogramma is er altijd contact tussen een sportpsycholoog en een sporter. Dit kan individueel zijn of in een groep. In een groep moet de sportpsycholoog onderwijzen en instrueren, met alle bijbehorende voordelen (praktisch en minder tijdrovend) en nadelen (minder individuele aandacht). Verschijnselen en gebeurtenissen die plaatsvinden tussen twee mensen in een helpsetting, zijn ook van toepassing op een mentale-trainingsprogramma tussen een sportpsycholoog en een sporter. In een Nederlands handboek over gedragstherapie (Brinkman 1978), worden enkele algemene principes en verschijnselen besproken. Dit overzicht is bewerkt en aangepast om een idee te geven van de zaken die overwogen moeten worden wanneer een sportpsycholoog en een sporter samenkomen. Het is een beschrijving van de zaken die elke sportpsycholoog tegenkomt wanneer hij met sporters werkt.

Om compleet te zijn moeten de psychologische modellen vermeld worden die als raamwerk kunnen dienen voor het werk van sportpsychologen. Hill (2001) geeft een overzicht van vijf modellen, met de vermelding van de aandachtsrichting en de manier waarop verandering totstandkomt.

1   Het *psychodynamisch* model, gericht op onbewuste innerlijke dynamiek en verandering door inzicht in persoonlijke onbewuste motieven.

2   Het *gedrags*model, gericht op observeerbaar gedrag en de verandering door leren via conditionering en modeling.

3   Het *cognitieve* model, gericht op gedachten en denkprocessen en de verandering door hoe iemand de wereld begrijpt en over de wereld denkt.

4   Het *humanistisch* model, gericht op subjectieve ervaring en de verandering door de steun van de natuurlijke motivatie van het individu om het volle potentieel na te streven.

5   Het samengesteld model NLP *(neurolinguïstisch programmeren)*, met de aandacht gericht op hoe gevoelens gebruikt worden om representaties van de wereld te creëren en de verandering door de verrijking en wijziging van representaties.

Mijn manier van werken is cognitief-gedragsgebaseerd, waarin zo nodig andere benaderingen gebruikt worden.

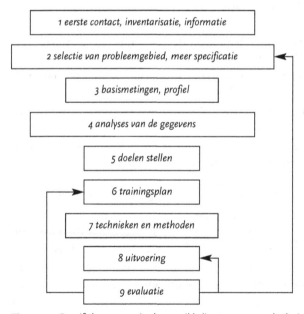

Figuur 4-1 Specifieke stappen in de ontwikkeling van een werkrelatie tussen sportpsycholoog en sporter

De technieken en methoden (nummer 7) vermeld in figuur 4-1, vormen slechts een klein deel van de gehele procedure die nodig is in het mentale-trainingsprogramma.

4.1 INTAKE MENTALE TRAINING

4.1.1 Eerste contact

Het eerste contact tussen een sportpsycholoog en een sporter is gewoonlijk dat de sportpsycholoog gebeld wordt door de sporter. De eerste vragen die ter sprake komen zijn: is de training voor degene die belt of voor iemand anders? Wat is de afstand in kilometers tussen beiden? Wat is de aard van de klachten? Op basis van deze vragen besluit de sportpsycholoog een bijeenkomst te houden of de sporter naar een andere sportpsycholoog of therapeut te sturen. Wanneer er geen restricties zijn, worden een dag en een tijd gepland voor de eerste bijeenkomst.

Er zijn twee mogelijkheden voor de eerste bijeenkomst, namelijk: gewone informatie verzamelen of – minder gewoon – de acute eerstehulpbijeenkomst. Voor het laatste wordt gekozen wanneer de sporter zich in een acute crisissituatie bevindt of als de eerste conversatie zulke heftige emoties oproept dat een normaal gesprek niet langer mogelijk is. De gewone vorm kan variëren in de gespreksstructuur die wordt gevormd door de sportpsycholoog. Het varieert van een gestructureerd interview tot een vrij associatief interview waarin alle initiatief bij de sporter ligt. Doorgaans wordt een semi-gestructureerd interview gekozen dat informatie oplevert die de sportpsycholoog wenst en tegelijkertijd ruimte geeft aan de sporter om te vertellen en vragen te stellen. Twee duidelijke doelen zijn: verzamelen van informatie over het probleem van de sporter en informatie geven over de training. Een minder duidelijk doel is het vestigen van een werkrelatie tussen de sportpsycholoog en de sporter. De sportpsycholoog dient bij een eerste bijeenkomst de volgende zaken te bespreken:

- inleiding van het gesprek;
- start van de inventarisatie;
- beslissing over voortzetting;
- informatieverstrekking over mentale training en de rollen van de sportpsycholoog en de sporter;
- vertellen van de doelen en structuur van de volgende bijeenkomst;
- bespreken van mogelijke opdrachten;
- het maken van afspraken en het afsluiten van de sessie.

4.1.2 Basiscondities

Wat de basiscondities betreft zijn drie aspecten van belang: rust, fysieke afstand en zichtbaarheid. Rust gedurende de sessies kan makkelijk worden bewerkstelligd door veilig te stellen dat er geen storing optreedt (zoals door een rood licht bij deur), en door de telefoon van de haak te leggen. Een optimale fysieke afstand kan worden bewerkstelligd als de sporter kan kiezen tussen twee stoelen, elk met een verschillende afstand tot de sportpsycholoog. Optimale zichtbaarheid is verzekerd als de stoelen laag zijn, min of meer tegenover elkaar staan, maar in ieder geval zonder bureau tussen beide. Bewegingen van handen en voeten zijn zelfs beter zichtbaar zonder enige lage tafels.

Bij de kennismaking schudden de sportpsycholoog en de sporter elkaar de hand en gaan zitten. Alleen in niet-Anglo-Amerikaanse talen is het nodig afspraken te maken hoe elkaar aan te spreken. In het Engels en Amerikaans bestaat er geen beleefdheidsvorm in het aanspreken van de ander, het is altijd 'you'. In het Nederlands bestaat 'u', in het Duits 'Sie' en in het Frans 'vous'. Het gebruik van deze woorden creëert een afstand tussen twee mensen. Het gebruik van 'je' (in het Nederlands), 'du' (in het Duits), en 'tu' (in het Frans) vermindert de sociale afstand. Hiermee wordt de traditionele dokter-patiëntrelatie bewust verbroken omdat intimiteit nodig is in de training. Het voordeel is dat deze intimiteit de sporter de mogelijkheid geeft om zich veilig te voelen en persoonlijke zaken te vertellen en zichzelf meer bloot te geven. Soms zijn er nadelen. De sporter kan zich bijvoorbeeld bedreigd voelen door de directe intieme sfeer (in zijn opvoeding kan hij geleerd hebben beleefd te zijn). Daarnaast kan een verschil in leeftijd en sociale klasse het moeilijker maken om de 'onbeleefdheidsvorm' te gebruiken.

De volgende stap is het verzamelen van de nodige basisinformatie zoals naam, adres, telefoonnummer, werk, relaties, enzovoort. Het is sterk aan te bevelen de eerste sessie op te nemen. De sporter geeft gewoonlijk veel informatie en de sportpsycholoog heeft zijn aandacht nodig bij het luisteren, denken en spreken. De sportpsycholoog vertelt zijn wens ('Ik neem de eerste sessie altijd op, en ik neem me voor dat nu ook te doen'), motiveert de wens ('Er gaat veel gezegd worden, ik kan het niet allemaal opschrijven, ik beluister de opname achteraf nauwkeurig') en vertelt de sporter dat de persoonlijke opname vertrouwelijk wordt behandeld ('Ik luister slechts naar de band, behoud hem een tijdje, wis hem en gebruik hem opnieuw') en vraagt om expliciete goedkeuring voor de opname ('Ben je het eens met het opnemen van de eerste sessie?'). In bijna alle gevallen wordt de goedkeuring gegeven door de sporter. De sporter heeft het fundamentele recht te weigeren, en als hij dat doet wordt er geen bandopname gemaakt.

4.2 VERLOOP EERSTE BIJEENKOMST

4.2.1 Achtergrond sportpsycholoog

Andersen (2000) benadrukt dat sportpsychologen sporters moeten helpen hun verhalen te vertellen. Afhankelijk van de opleidingsachtergrond van de sportpsycholoog kunnen de gesprekken verschillende richtingen krijgen. De rationeel-emotief opgeleide sportpsycholoog zal geïnteresseerd zijn in de verhalen primair als bron voor informatie over aangepaste en niet-aangepaste denkprocessen (Ellis 1994). Cliëntgerichte beoefenaars zullen het persoonlijke verhaal aanhoren met het oog op het ontdekken van discrepanties tussen wie sporters zijn (*real self*) en wie ze zouden willen zijn (*ideal self*) (Rogers 1961). Behavioristen (Wolpe 1973) zullen luisteren naar verhalen om wat die zeggen over een sporter en zijn associaties, klassieke en operante conditioneringsverhalen. Familiesysteembenaderingen (Hellstedt 1995) zullen onderwerpen als familiehomeostase betreffen (de familie kan ook het team zijn), patronen van communicatie, hiërarchieën en het evenwicht van macht. Psychodynamisch georiënteerde sportpsychologen (er bestaan er niet veel van dit soort, zie Andersen & Williams-Rice 1996) zullen geïnteresseerd zijn in verhalen over vroege ervaring, betrokkenheid van de familie in de sportdeelname van de sporter, relaties met coaches en teamgenoten en hoe die verhalen iets kunnen onthullen over de ontwikkeling van de werkrelatie tussen de sporter en de sportpsycholoog. Wat we doen met de verhalen die we horen, hoe we ze interpreteren en wanneer we besluiten iets met de sporter te doen in termen van interventies of behandelingsplannen wordt bepaald door de modellen die we kiezen. Maar de basis is sporters helpen hun verhalen te vertellen. Zonder de verhalen kunnen we niks beginnen.

Mijn eigen achtergrond ligt in de rationeel-emotieve training en de behavioristische benadering. De beschrijving van de procedure van mentale training in paragraaf 4.3 zal deze twee benaderingen als theoretische basis hebben.

4.2.2 Start van inventarisatie

De sportpsycholoog doet de eerste zet, en vraagt de sporter de reden van zijn bezoek te vertellen. Het antwoord van de sporter kan in twee dimensies variëren: het aantal problemen en de duidelijkheid van de formulering. De sporter kan zeggen: 'wanneer het erom gaat, faal ik, ik heb faalangst'. In dit geval benoemt hij één duidelijk probleem. De sporter kan ook zeggen: 'het gaat niet zo goed als het vroeger ging'. In dat geval benoemt hij één diffuus probleem. Hij kan meer duidelijke problemen benoemen: 'mijn ouders leggen me te veel druk op, mijn teamgenoten negeren me en mijn coach geeft me geen vertrouwen'. Of meer diffuse problemen 'alles gaat fout, ik word oud, ik kan het niet meer aan'. De sportpsycholoog kan bij diffuse problemen om meer duidelijkheid vragen of kan de sporter vragen een selectie te maken wanneer deze meer problemen benoemt. Voor elk probleem zijn vijf vragen belangrijk (zie tabel 4-1).

Tabel 4-1 Vragen voor verduidelijking van het probleem*

Inhoud van het probleem	De SP probeert samen met de S het probleem door beiden te laten begrijpen. Dit betekent in de praktijk dat de SP probeert de taal te leren die de S gebruikt. Wat bedoelt hij met falen, wanneer ervaart hij druk, enzovoort.
Sinds wanneer?	Om een globaal idee te krijgen over hoe lang een klacht al aanwezig is in het gedrag van de S, moet de SP om een korte geschiedenis vragen.
Oorzaken	Soms geeft de S duidelijke oorzaken van zijn probleem. 'Na het missen van die penalty voel ik spanning op belangrijke momenten.' In andere gevallen zijn de oorzaken niet zo duidelijk, 'Ik weet niet waarom dit de laatste tijd ernstiger is geworden.'
Ernst van het probleem	Wat zijn de gevolgen voor de S zelf, de familie, de club of het land (in het geval van een speler van een nationaal team)? De SP probeert een beeld te krijgen van de gevolgen van de klacht, de reacties op die klacht door significant others, belangrijke personen en de reactie van de S daarop.
Wanneer komt het probleemgedrag voor?	Kan voorspeld worden wanneer het gedrag plaats zal vinden?

* Verklaring van gebruikte afkortingen in de tabel: SP: sportpsycholoog S: sporter

In dit stadium zijn de gesprekstechnieken hoofdzakelijk: het gebruik van open vragen en 'meegaan met de sporter'. Eén uitgebreid antwoord op een open vraag onthult vaak meer informatie dan tien vragen met het antwoord 'ja' of 'nee'. Het soort antwoord dat de sporter geeft op een open vraag, maakt duidelijk in welke mate hij nagedacht heeft over zijn probleem en hoe goed hij zijn gedachten bij dit probleem op het juiste spoor kan houden. Soms vloeit het probleem over in een ander probleem gedurende het beantwoorden van de eerste vraag. 'Ik heb je dus verteld over de spanning gedurende de wedstrijden waarbij mijn vader aan het kijken was, maar eigenlijk ben ik altijd gespannen wanneer mijn vader in de buurt is, ik vraag me af hoe hij over me denkt, of hij van me houdt...' Het overvloeien in het beantwoorden van een vraag gebeurt vaak volgens patronen die de gedachten van de sporter over de oorzaken van het probleem onthullen. 'De spanning in de wedstrijden begon toen mijn vriendin klaagde over mijn afwezigheid vanwege mijn sport. Zij zei dat ze meer dingen voor haarzelf ging doen, en ik maak me er nu zorgen over dat ik haar niet veel aandacht geef en dat ze misschien een ander gaat zien. Ik kan het idee van een ander niet uitstaan en het maakt me gespannen in wedstrijden.' Soms is er geen patroon te ontdekken in het overvloeien bij de beantwoording van een vraag, en geeft de sporter geen relevante informatie over het probleem. 'Ik verhuisde van het zuiden naar het noorden en begon daar te spelen. Vanaf het eerste moment voelde ik enorme spanning, ook vanwege de mentaliteit van de mensen. Ik weet niet of je het weet, maar die mensen zijn zo anders, bijvoorbeeld, ik liep door de stad en...' Dit soort antwoorden geeft geen duidelijke informatie over het probleem, maar het geeft wel informatie over de sporter.

De sportpsycholoog beschikt over enkele technieken om de sporter op het juiste spoor te houden om relevante informatie over het probleem te verkrijgen of om de sporter terug te zetten op het juiste spoor wanneer hij te ver is afgedreven in zijn eerste antwoord. Deze technieken zijn de volgende.

- *Herhalen*

Herhalingen dienen als signaal dat de sportpsycholoog nog steeds luistert, hij de sporter accepteert en aanmoedigt om door te gaan.

- *Positief bekrachtigen*

Positieve verbale bekrachtiging wordt gegeven door woorden als: 'ja', hummen en 'ik begrijp het'. Jaknikken met het hoofd is een zeer krachtige non-verbale bekrachtiger. Het is de vaardigheid van de sportpsycholoog om alleen relevante informatie die door de sporter gegeven wordt te herhalen en te bekrachtigen.

- *Samenvatten*

Samenvattingen van de sportpsycholoog verzamelen de essentie van wat de sporter gezegd heeft. Zij maken het mogelijk van onderwerp te veranderen of om door te gaan op iets wat nog onduidelijk is.

■ *Interpreteren*

Interpretaties kunnen een lang verhaal kort en duidelijk maken. Zij zijn ofwel labelend: 'in feite ben je erg nerveus', of geven een idee van de oorzaak. Interpretaties variëren op drie manieren: in diepte, duidelijkheid en positiviteit (zekerheid). Interpretaties zijn hypothesen over een situatie of een oorzakelijke relatie van situaties, in het heden of recente verleden van de sporter, en daarom kunnen ze het best getest worden door de sporter. Hoe duidelijker de hypothesen zijn, hoe beter de sporter gevraagd wordt de zaak te bespreken.

De relatie tussen de sportpsycholoog en de sporter komt tot stand door de verbale uitwisseling zoals in het voorgaande besproken, maar ook door de non-verbale aspecten bij deze uitwisseling. Deze non-verbale aspecten tussen sporter en sportpsycholoog hebben een enorme invloed op het proces dat op gang komt tussen het tweetal. Hier worden de volgende non-verbale aspecten besproken:
■ aandachtig luisteren van de sportpsycholoog;
■ vriendelijkheid van de sportpsycholoog;
■ mate van spanning van de sportpsycholoog.

Het *aandachtig luisteren* van de sportpsycholoog uit zich in concrete gebaren waarvan de meest belangrijke zijn:
■ frequentie van jaknikken;
■ het draaien van het hoofd en het lichaam naar de sporter;
■ frequentie van oogcontact;
■ frequentie van bewegingen van de vingers, handen, benen en voeten.

Optimale aandacht heeft tot gevolg dat de sportpsycholoog als aardiger wordt gezien, wat de waardering van het gesprek positiever maakt en de bereidwilligheid groter maakt om door te gaan met dit gesprek, nu en in de toekomst.

De waargenomen *vriendelijkheid* van de sportpsycholoog jegens de sporter wordt bepaald door het knikken en het draaien van hoofd en lichaam naar de sporter, maar ook door de lachfrequentie en de positieve opmerkingen. Het is belangrijk om niet te overdrijven. Meestal is er niet veel om over te lachen. Het is niet goed wanneer de sportpsycholoog het gevoel heeft altijd vriendelijk te moeten zijn en een warme uitstraling te moeten hebben. Onechte glimlachen kunnen leiden tot een ongemakkelijk gevoel bij de sporter.

De *mate van spanning* van de sportpsycholoog uit zich bijvoorbeeld in:
■ de frequentie van objectmanipulatie (spelen met een ballpoint, aan haar, snor of baard plukken, het tikken met de vingernagels);
■ gespannen houding (knieën stijf tegen elkaar gedrukt, hielen van de grond, handen in de oksels, schouders naar voren gebogen, op het puntje van de stoel zitten);

- lage snelheid van spreken;
- lange periodes van stilte.

Spanning en angst van de sportpsycholoog wekken spanning en angst bij de sporter op. In de therapeutische relatie zijn voor de sportpsycholoog enkele kenmerken van spreken daarom zeer belangrijk:

- snelheid (niet te langzaam, niet te snel);
- volume;
- modulatie (niet op één toon spreken);
- duidelijke interpunctie (een vraag wordt uitgesproken als een vraag, zinnen hebben een duidelijk eind);
- afwezigheid van irrelevante geluiden of nadruk op delen van woorden, geen uh's en keelgeluiden;
- afwezigheid van het onderbreken van de sporter (niet horen dat een zin nog niet beëindigd is);
- maximale duidelijkheid van taal (geen moeilijke woorden, geen lange zinnen, geen tussenzinnen);
- geen lange, ongemakkelijke stiltes.

Een optimale stijl van de sportpsycholoog – zowel verbaal als non-verbaal – maakt het eerste contact niet alleen gemakkelijker, maar geeft de sporter ook een adequaat model voor verbale en non-verbale sociale interactie. Door kalm en ontspannen te zijn en door duidelijk, niet-agressief en niet-evaluatief te spreken, is de sportpsycholoog een voorbeeld van hoe de interactie tussen mensen kan zijn.

4.2.3 Beslissing over voortzetting

Na de eerste inventarisatie moet een beslissing genomen worden over de voortzetting van de training. De hier gepresenteerde lijst is niet compleet maar geeft een idee voor de beoordeling (zie tabel 4-2).

Tabel 4-2 Mogelijke redenen voor het niet voortzetten van het mentale-trainingsprogramma*

Het probleem is niet psychologisch van aard
Het probleem wordt bepaald door organische redenen, bijvoorbeeld een blessure
De klachten zijn ernstig maar gezien de situatie normaal, bijvoorbeeld een instorting van de prestatie vanwege het overlijden van een familielid
Het probleem is te zwaar voor de SP, bijvoorbeeld suïcidale sporters
Het probleem kan te zwaar zijn voor een bepaalde SP, bijvoorbeeld door te weinig ervaring
De S geeft de voorkeur aan een andersoortige training
De S kan zich de kosten niet veroorloven

* Verklaring van gebruikte afkortingen in de tabel: SP: sportpsycholoog S: sporter

4.2.4 Informatieverstrekking

De sportpsycholoog en de sporter vormen een kleine, taakgericht functionerende groep. Deze groep functioneert beter als de doelen bekend en geaccepteerd zijn en de manier van werken duidelijk is.

Informatie mentale training

Voor het helder maken wat de doelen zijn en de acceptatie ervan, dient de sportpsycholoog rekening te houden met twee zaken. Ten eerste moet de sporter weten wat mentale training is. Mentale training is concreet: gericht op de aanwezige problemen of vaardigheden. Het doel is de problemen van de sporter te kennen, te begrijpen en op te lossen. De sporter en de sportpsycholoog werken samen, de beslissingen worden samen genomen.

Ten tweede verduidelijkt de sportpsycholoog de structuur van de mentale training zonder te veel in detail te treden. Eerst de inventarisatie van de klachten, daarna wordt een probleem gekozen. Dit probleem wordt verder uitgewerkt. De sportpsycholoog maakt een trainingsplan. Dit plan wordt continu aangepast op basis van de resultaten.

Informatie rolverdeling

Voor het verhelderen van de manier van werken beschrijft de sportpsycholoog de rollen van zichzelf en de sporter. Wat wordt er verwacht van de sporter: op tijd komen, duidelijk praten, hard werken in de sessies, het huiswerk maken, bezwaar maken, kritiek geven en vragen stellen wanneer dat naar zijn idee nodig is. De sporter wordt erop gewezen dat frictie voor kan komen en dat de mogelijkheid bestaat erover te praten en het te bespreken.

4.2.5 Afsluiting

De sportpsycholoog geeft aan hoe het vervolg van de mentale training eruit zal zien. Hij noemt hierbij het tarief, de manier van afspraken maken, de thuisopdrachten en ethische zaken, zoals het beroepsgeheim. Bij het afsluiten van de eerste sessie worden afspraken gemaakt over een eventuele thuisopdracht en over een datum voor de volgende sessie.

4.3 ANALYSE EERSTE BIJEENKOMST

4.3.1 Informatie vergaren

De sportpsycholoog vergaart de informatie die hij uit het eerste gesprek met de sporter vergaard heeft. Hij put hierbij uit verschillende bronnen.

■ *Officiële informatie*

Uit de ingevulde tests en vragenlijsten uit hoofdstuk 2 verkrijgt de sportpsycholoog veel officiële informatie van de sporter. Aan de hand daarvan kan hij hypothesen en ideeën over de sporter opbouwen.

■ *Onofficiële informatie*

De sportpsycholoog ontvangt ook veel onofficiële informatie, zoals non-verbaal gedrag. Soms sluiten non-verbale acties en dingen die gezegd worden op elkaar aan en soms spreken zij elkaar tegen.

■ *Eigen reacties en gevoelens*

De sportpsycholoog krijgt ook informatie van zijn *eigen lichaam*: hij krijgt het warm, voelt zich niet op zijn gemak, voelt zich angstig of bedroefd. Emotionele reacties kunnen uitgedaagd worden door gedachten als 'zij irriteert me' of 'ik mag hem niet'. Herinneringen aan andere sporters komen spontaan boven, evenals aannames als 'zij fantaseert' of 'hij draait ergens om heen'. Al deze informatie is belangrijk, alhoewel ze chaotisch is en vol ruis zit. Deze informatie wordt vaak beschouwd als wetenschappelijk onbruikbaar. Dit is een vergissing. Deze informatie is zeer belangrijk en nuttig, alhoewel er geen model voor bestaat. Enkele aanbevelingen voor het omgaan met deze informatie:

    □   formuleer duidelijk in samenvattingen;

    □   ontdek de verschillen tussen officiële en onofficiële informatie;

    □   ontdek de mogelijke relaties tussen informatie en problemen van de sporter;

    □   bekijk of de belangrijke sensaties omgezet kunnen worden in directe vragen;

    □   bekijk of de sensaties implicaties hebben voor het gedrag van de sportpsycholoog in de volgende sessies.

4.3.2 Topografische analyse

Op basis van de informatie uit de gesprekken probeert de sportpsycholoog een accuraat beeld te krijgen van het probleemgedrag en de situatie(s) waarin het voorkomt. De sportpsycholoog kan directe vragen stellen om het probleemgedrag duidelijker te maken ('dat blokkeren, vertel me daar eens meer over'), of hij kan de sporter observeren.

In de topografische analyse is het hoofddoel een duidelijk beeld te krijgen van het probleem van de sporter. Daarbij kan de sportpsycholoog zijn empathie vergroten door enkele dingen te ervaren die de sporter ervaart.

Moeilijkheden die in de topografische analyse naar voren kunnen komen zijn:
■ problemen van de sporter;
■ afwezigheid van gedrag van de sporter;
■ onjuiste interventies (niet-passend in deze fase) van de sportpsycholoog.

In de topografische analyse kunnen *problemen van de sporter* naar voren komen, zoals het vertellen van emoties, gemoedstoestanden, gedachten en andere privé-aangelegenheden. Soms moet een sporter de emotionele en cognitieve processen die bestaan vertellen om het belang te begrijpen van de stimuli die het probleemgedrag veroorzaken. Wanneer er geen bruikbare informatie van de sporter komt, kan dit een goede topografische analyse in de weg staan. Dit kan verscheidene redenen hebben. Een van die redenen kan de slechte gesprekstechniek van de sportpsycholoog zijn wanneer deze niet in staat is de juiste vragen te stellen die hem meer informatie kunnen geven of die de sporter dwingen verder te denken. Een andere reden kan zijn dat de sporter essentiële informatie achterhoudt. Gewoonlijk wordt dit niet met opzet gedaan, maar schaamte en schuld maken dat de sporter niet alles wat van belang is vertelt. Tot slot kan het zijn dat de sporter werkelijk niets te vertellen heeft. Wanneer er niets meer te vertellen is, kan de sportpsycholoog de volgende stap nemen.

Een ander probleem in de topografische analyse kan de *afwezigheid van gedrag* zijn. Deze analyse is gebaseerd op openlijk gedrag; wanneer dit afwezig is, is het moeilijk het probleem accuraat te beschrijven.

Ten laatste kan het lastig zijn wanneer de sportpsycholoog het verschil tussen de topografische analyse en trainingsprocedures niet onthoudt. Daardoor begint hij te snel met gedrag als adviseren, geruststellen, oplossingen vinden, en het geven van korte-termijntips. Dit zijn *niet goed overdachte interventies*, die zeer disfunctioneel kunnen zijn. De topografische analyse kan in het begin onduidelijk en incompleet blijven. Pas later, gedurende de sessies kan sommige essentiële informatie naar voren komen.

4.3.3 Functionele analyse

Gebaseerd op hetzelfde materiaal uit vragen en observaties, verbindt de sportpsycholoog de klachten en de problemen met de gevolgen en voorspellers. Er bestaan drie vormen waarin het probleemgedrag van de sporter kan voorkomen.

1 Het probleemgedrag kan een geconditioneerde respons zijn op een geconditioneerde stimulus. Bijvoorbeeld, het zien van een tegenstander wekt gevoelens van angst en een vluchtreactie op ('Angstgegner').

2 Er moet worden gezocht naar faciliterende factoren van het probleemgedrag. Bijvoorbeeld, een jongen die op een positieve manier erg fanatiek is tijdens wedstrijden, wordt agressief en negatief wanneer zijn ouders komen kijken.

3 Het zoeken naar de stimuli die het probleemgedrag instandhouden, zowel op een positieve als negatieve manier. Dit betekent zoeken naar beloningen voor het probleemgedrag. Bijvoorbeeld, het probleemgedrag kan zijn het uitschelden, slaan en irriteren van andere spelers tijdens trainingen en wedstrijden. Een beloning kan de aandacht van de coach voor deze persoon zijn, zelfs als het op een negatieve manier is.

De sportpsycholoog moet zoeken naar essentiële stimuli. Essentiële stimuli zijn stimuli die identiek of sterk gerelateerd zijn aan de eerste stimuli die samengingen met de eerste angstervaringen. De sportpsycholoog kan deze op het spoor komen door veel vragen te stellen en zijn eigen ideeën, associaties en fantasieën te gebruiken die bij kunnen dragen aan de theorie die wordt opgebouwd over het probleemgedrag van de sporter. Daarna zou de sportpsycholoog moeten zoeken naar faciliterende omstandigheden. Dit zijn dingen, dagen, tijden, personen, herinneringen die het probleemgedrag naar voren kunnen brengen. Daarna zoekt de sportpsycholoog gaandeweg naar bekrachtigende stimuli. Dit zijn gebeurtenissen of acties die het probleemgedrag helpen aan te houden.

Een adequate functionele analyse is empirisch (dicht bij gebeurtenissen uit het dagelijks leven), is complex (veel factoren bepalen het probleemgedrag) en geïndividualiseerd (algemene kwaliteiten van mensen worden bekeken in relatie tot deze ene persoon).

De volgende moeilijkheden kunnen in de functionele analyse naar voren komen.
■ Gedurende de functionele analyse worden andere problemen zichtbaar die soms erger zijn dan het originele probleem. Het verschuiven van de focus naar dit nieuwe probleem moet zeer zorgvuldig overwogen worden.
■ Er is geen nuttige informatie beschikbaar. Dit is hetzelfde probleem dat eerder is besproken bij de topografische analyse.
■ Er is geen tijd genoeg. Wanneer het te lang duurt – langer dan twee of drie sessies – om de functionele analyse af te maken, dan is tijd een beperkende factor.

4.3.4 Doel topografische en functionele analyse

Voor de sportpsycholoog zijn de topografische en functionele analyses van belang om de stap te kunnen maken van informatieverzameling naar doelen stellen en het ontwerpen van een trainingsplan. Voor de sporter hebben ze twee functies. Ten eerste krijgt hij meer inzicht in de klacht; hij krijgt een beeld van de aanstichters en de gevolgen van zijn probleemgedrag en weet van het 'waarom' van de problemen. Ten tweede gaat hij niet alleen mee met de theorie van de sportpsycholoog, maar kopieert hij ook de cognitieve stijl, de manier van denken van de sportpsycholoog. De sportpsycholoog is een model.

Op basis van de topografische en de functionele analyse kan de sportpsycholoog beginnen met het opbouwen van een theorie over het probleemgedrag van de sporter: Welke stimuli resulteren in welk gedrag en welke respons? Welk probleemgedrag heeft de sporter en waarom komt dit voor?

4.4 VERLOOP MENTALE TRAINING

4.4.1 Doelen stellen

Niet alleen is doelen stellen een techniek die wordt gebruikt in mentale training om om te gaan met de problemen van de sporter, het is ook een benodigd onderdeel van de structuur van de mentale training zelf. Ten eerste moeten doelen gesteld worden met inachtneming van de uitkomstvariabelen (afhankelijke variabelen), zoals de uitvoering van een beweging op een effectieve manier of de prestatie. Ten tweede zouden doelen gesteld moeten worden voor de mentale vaardigheden (onafhankelijke variabelen). Deze doelen zouden beschreven moeten worden op zo'n manier dat ze gemeten en gescoord kunnen worden.

Wanneer er veel doelen gesteld moeten worden, is het onmogelijk om aan alle doelen te werken, zeker op hetzelfde moment. Daarom moeten keuzen gemaakt worden. Enkele richtlijnen voor het maken van een keuze zijn:

- de zekerheid van de relatie tussen de afhankelijke en onafhankelijke variabelen;
- sommige relaties tussen afhankelijke en onafhankelijke variabelen lijken belangrijker te zijn dan andere;
- sommige doelen kunnen meer voor algemeen gebruik zijn dan andere;
- sommige doelen moeten eerst behaald worden om het volgende probleem aan te kunnen pakken;
- sommige doelen zijn makkelijker te behalen dan andere.

Op basis van deze richtlijnen kunnen de eerste doelen gekozen worden waaraan zal worden gewerkt.

Bij doelen stellen kunnen drie grote moeilijkheden voorkomen:

1   het probleem lijkt onoplosbaar, omdat alle doelen voor de onafhankelijke variabelen niet haalbaar lijken;
2   de mensen die betrokken zijn bij de training (bijvoorbeeld in een team) zijn het niet eens met de doelen die worden gesteld;
3   de sporter vindt alle doelen irrelevant voor het probleem dat hij heeft. In deze gevallen probeert de sportpsycholoog oplossingen te vinden die acceptabel zijn voor de sporter. Hij dwingt de sporter niet zijn eigen ideeën over het doelen stellen over te nemen, maar praat, analyseert en probeert de sporter een voorbeeld te geven van probleemoplossend gedrag.

4.4.2 Trainingsplan

In het trainingsplan maakt de sportpsycholoog gebruik van technieken, methoden en vaardigheden die hij geschikt acht om aan te leren aan de sporter. Hij dient deze in meer of mindere mate te beheersen zodat hij de technieken kan kiezen die goed bij die bepaalde sporter passen. Er bestaat niet één techniek of methode die zaligmakend is, ook al beweren anderen soms anders.

De ISSP (International Society of Sport Psychology) geeft in 2003 een 'Position Stand' voor de competenties en vaardigheden die een sportpsycholoog moet kennen en kunnen. Het geeft aan dat de volgende grote theorieën en hun uitwerkingen gekend moeten worden:

- cognitieve gedragstherapie;
- sociale leertheoretische interventies;
- humanistische-existentiële interventies;
- systeemtheoretische interventies;
- psychodynamische interventies.

De sportpsycholoog kan en hoeft niet in alle manieren een expert te zijn, maar hij moet de basisbegrippen en het gebruik ervan beheersen. De suggesties van de ISSP kunnen prima worden verdeeld op de manier zoals in hoofdstuk 3 is gebeurd, namelijk aan de hand van de mentale vaardigheden. Ik houd hierbij de indeling van Miller (2000) aan (zie tabel 4-3).

Tabel 4-3 Werkgebieden van sportpsychologen

1 Prestatieverbetering en blessuremanagement	
Doelen stellen	Doelen stellen Gedragsverandering Prestatiebeschrijvingen Zelfvertrouwen Gewichtscontrole
Activering/Ontspanning	Ademhalingstraining Ontspanningstraining Energiemanagement
Mentale representatie	Verbeelding Visualisatie
Aandacht en concentratie	Concentratie verbeteren Aandachtsturing
Denktraining	Mentale routine Debriefing Mentaliteitsontwikkeling
Teambuilding	Teamsynergie Teamcohesie Teameffectiviteit Groepsdynamica Teamrollen en verantwoordelijkheden
2 Verbetering van communicatie	Communicatieve vaardigheden en processen Feedback geven/ontvangen en bekrachtigen Interpersoonlijke relaties Teamcommunicatie en leiderschap Ontwikkeling van begeleidingsteam Conflicthantering Timemanagement Mediavaardigheden Reisvaardigheden (*travel skills*) Levenstijlmanagement Begeleiding en planning sportcarrière

3 Speciale (crisis)interventies	Eetproblematiek
	Doping- en drugsmisbruik
	Herkennen van ernstig psychisch disfunctioneren
	Perfectionisme
	Zelfopoffering
	Overtraining
	Transities in de sportcarrière
	Rouw, depressie, verlies en suïcide

De competentie van communiceren heeft te maken met het effectief omgaan met mensen die verschillende rollen in de sport hebben zoals sporters, coaches, managers, organisatoren en andere professionals in de sport (artsen, fysiotherapeuten, voedingsdeskundigen, bewegingswetenschappers). Communicatieve vaardigheden omvat hoe de sportpsycholoog aandacht geeft, luistert en informatie verzamelt en hoe hij de boodschap overbrengt aan de betrokkenen (sporter, coach, trainer, manager, andere professional). Communicatie vereist kennis en gevoel voor de behoeften van anderen, ethische principes, kennis van zaken en eerlijkheid. Voor (sport)psychologen is effectieve communicatie van levensbelang. Voor effectieve communicatie moeten de rechten en verantwoordelijkheden voor alle betrokkenen duidelijk zijn. Helderheid, erkenning en respect voor de rollen van de betrokkenen in de sport zijn essentieel voor het ontwikkelen van effectieve communicatie en van een vertrouwensband. Tevens legt het een goede basis voor een effectieve mentale training met het gewenste resultaat.

Wat moet de sportpsycholoog aan technieken beheersen om de technieken en methoden uit tabel 4-3 uit te voeren?

Algemene vaardigheden:
- algemene gesprekstechnieken;
- manieren van beslissen (timemanagement, inventariseren, prioriteiten stellen);
- rapporteren, vastleggen en evalueren;
- uit kunnen leggen waarom mentale vaardigheden belangrijk zijn;
- het kunnen instrueren van ademhalings- en ontspanningsoefeningen (bijvoorbeeld Jacobson, centeren, body-mindtechnieken, bio-energetica);
- het kunnen instrueren van verbeeldingsoefeningen (bijvoorbeeld parkeren, black box, verwerken van eerdere ervaringen, sporttechniekaanpassingen, wedstrijdvoorbereiding);
- het kunnen instrueren van aandachtsoefeningen (bijvoorbeeld tunnelvisie, aandachtscirkels, mentale routine, omgaan met afleidingen);
- het kunnen instrueren van gedachtecontroleoefeningen (bijvoorbeeld rollenspel, RET, zelfspraak, beperkende en irrationele gedachten opsporen en veranderen, gedachtestop).

Het overzicht van de technieken en methoden is niet compleet en sommige technieken liggen op dezelfde dimensie of kunnen gebruikt worden voor een ander soort doel. De keuze van de technieken hangt af van een paar variabelen.

■ De literatuur laat zien dat techniek X een betere kans van slagen heeft in populatie Y, dus indien de sporter behoort tot populatie Y dan heeft techniek X de voorkeur.

■ Wanneer er geen andere manier is om succes te voorspellen, dan kiest de sportpsycholoog op basis van zijn ervaring een techniek.

■ Wanneer de sportpsycholoog een beter gevoel heeft bij techniek X dan bij techniek Y, dan zou techniek X moeten worden gebruikt.

■ Wanneer er geen theoretische achtergrond of valide data over een techniek gevonden kan worden, dan zou deze techniek niet moeten worden gebruikt.

■ Minder tijdrovende technieken hebben de voorkeur.

■ Technieken die minder pijnlijk en vervelend zijn voor de sporter hebben de voorkeur.

Bij het kiezen van de juiste technieken en methoden zou de sportpsycholoog ervoor moeten waken alleen snelle en succesvolle technieken te gebruiken zoals gedachtestop en ontspanningsoefeningen. Als de sportpsycholoog dit wel doet, kan hij de indruk geven dat een probleem opgelost kan worden door te ontspannen en er niet aan te denken, wat soms geen verband houdt met de realiteit. De toegepaste technieken en methoden zouden altijd betrekking moeten hebben op de realiteit.

4.4.3 Evaluatie

In de evaluatiesessie worden gewoonlijk drie vragen gesteld.

1   Wat is er veranderd in de klacht waaraan we gewerkt hebben in de sessies en hoe is dit gekomen?

2   Wat heb je tot zover geleerd in dit mentale-trainingsprogramma?

3   Zijn er veranderingen in andere – niet direct besproken – problemen of zijn er nieuwe problemen ontstaan?

Ad 1 Wat is er veranderd in de klacht waaraan we gewerkt hebben in de sessies en hoe is dit gekomen?

Gewoonlijk is het antwoord van de sporter consistent met de conclusies van de sportpsycholoog, maar soms is de sporter minder positief dan hij had verwacht. Soms wekt het kwijtraken van een klacht het gevoel van *verlies* op en dit kan depressieve gevoelens veroorzaken. Dit gebeurt met name wanneer de klacht een voordeelfunctie voor de sporter had door de klacht te gebruiken om situaties te ontwijken en een stabiele eigendunk te houden. Antwoorden op het tweede deel van de vraag (hoe is dit gekomen?) verschillen nogal. Sommigen verwijzen naar de sportpsycholoog, sommigen naar het proces tussen de sportpsycholoog en de sporter, en anderen naar de inhoud van het mentale-trainingsprogramma.

Ad 2 Wat heb je tot zover geleerd in dit mentale-trainingsprogramma?

Sporters kunnen de verschillende vaardigheden noemen, of verkregen inzichten in hun gedrag en de oorzaken ervan. Sommige antwoorden hebben niets te maken met de inhoud van het mentale-trainingsprogramma, maar de mening over enkele basisprincipes uit het leven kunnen genoemd worden door de sporter. Bijvoorbeeld: 'mijn sportcarrière is kort, waarom maak ik me zoveel zorgen?'

Ad 3 Zijn er veranderingen in andere – niet direct besproken – problemen of zijn er nieuwe problemen ontstaan?

Afhankelijk van de antwoorden kunnen andere vragen gesteld worden, zoals 'werken we nog steeds aan dit probleem, of kiezen we een ander?' en 'kunnen we de mentale training beëindigen of nog niet?' De sportpsycholoog vertelt de sporter wat het doorgaan met het mentale-trainingsprogramma met een ander doel inhoudt.

De mentale-trainingsprogramma's die door sportpsychologen over de hele wereld aan sporters worden gegeven, bestaan uit de mentale vaardigheden uit hoofdstuk 3. De precieze inhoud van het programma hangt af van de voorkeuren van de individuele sportpsycholoog. Daarbij hebben alle sportpsychologen met de processen tussen de sporter en hen die in dit hoofdstuk besproken zijn, te maken.

Verschillende overzichten (Greenspan & Feltz 1989; Gabler, Janssen & Nitsch 1990; Andersen 2000; Williams & Krane 2001) laten zien dat de inhoud van mentale-trainingsprogramma's effectief is. Sporters voelen zich beter, bewegen zich beter, beslissen beter, en presteren beter. Er is een effect vanwege het gebruik van een mentale-trainingsprogramma. Sportprestaties veranderen, optimaliseren, maximaliseren, verbeteren door mentale training. Door het leren van vaardigheden en technieken, inzicht in het gedrag of een gebeurtenis tussen de sportpsycholoog en de sporter, verandert er iets. Een verandering in gedachten en gevoelens kan openlijk worden aanschouwd in de sport door middel van prestaties. Hoe is dat mogelijk? Hoe kan een verandering door een mentale-trainingsprogramma geobserveerd worden in de beweging van de sporter? Met andere woorden, hoe kan het effect van een mentale-trainingsprogramma op sportprestaties worden verklaard? Voor het beantwoorden van die vraag worden de modellen in hoofdstuk 5 besproken.

5 Theoretische modellen en mentale vaardigheden

Na het bespreken van het model van Mulder (1993, 2001) en het model van Nitsch (1994), zal ik twee modellen (het hypothetisch en het reductiemodel) bespreken.

5.1 MODEL VAN MULDER

Mulder (2001) bespreekt in zijn boek *De geboren aanpasser* hoe bewegen, bewustzijn en gedrag met elkaar te maken hebben. Hij gebruikt hiervoor het volgende model (zie figuur 5-1).

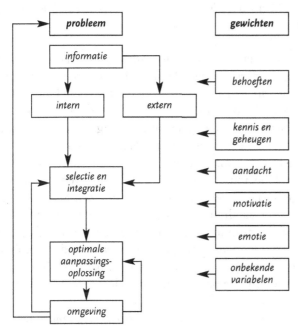

Figuur 5-1 *Een model van menselijk motorisch gedrag*
Bron: Mulder 2001.

Verklaring van de onderdelen in figuur 5-1

- *Probleem*

Een handeling heeft per definitie intentionaliteit, het is niet een handeling om de handeling of een verandering van lichaamsdelen in een lege ruimte. Integendeel, het is een functionele specifieke beweging gericht op een doel in de omgeving om problemen op te lossen (inclusief taken die je iedere dag moet doen).

- *Informatie*

Gedrag vereist een basisniveau van activatie dat het individu klaarmaakt voor toekomstige gebeurtenissen. Uitputting, moeheid en slaap verlagen het niveau van activatie tot een niveau waarop het organisme niet langer adequaat op stimuli kan reageren. Dit wordt waargenomen door *interne (lichaamsgebonden)* processen. De andere bron van informatie wordt waargenomen van buiten onszelf door onze zintuigen, *externe (omgevingsgebonden)* processen.

- *Selectie en integratie*

Als er multipele zintuiglijke input is, wordt het organisme gebombardeerd door een continue stroom van informatie (veranderingen in lichtpatronen, gehoorpatronen, tactiele informatie, proprioceptieve signalen en evenwichtsorgaaninput). Omdat het organisme veel aspecten van de omgeving kan waarnemen terwijl er maar een paar tegelijk de focus van aandacht kunnen zijn, is het noodzakelijk om de stimuli te selecteren. Dit selectieproces wordt beïnvloed door variabelen die een invloed hebben op dit proces die door Mulder *gewichten* worden genoemd.

- *Gewichten*

Dit zijn behoeften, kennis, geheugen, aandacht, motivatie, emotie en onbekende variabelen. *Behoeften*, zoals honger, dorst en seks beïnvloeden de waarneming van de omgeving. *Kennis* over functie van voorwerpen is nodig om gedrag te kunnen uitvoeren. *Geheugen* kan worden gebruikt om huidig gedrag te vormen, bijvoorbeeld door terug te denken aan een gemiste strafschop kan voor aarzeling zorgen bij de huidige strafschop. *Aandacht* is de factor in het informatievangnet dat de grootte van de mazen van het net bepaalt en welke delen van informatie bewaard blijven en welke niet. *Motivatie* wordt verklaard door veel theoretische richtingen zoals motieven, gedragsmatig, psychoanalytisch en biologisch. Een interessant onderwerp is een totaal verlies van motivatie, het fenomeen om geen aandrang te hebben tot bewegen (sommige depressieve mensen krijgen een 'wilsverlamming'). *Emoties* spelen een belangrijke rol in de selectie van gedrag. Angst leidt tot ander gedrag dan verdriet of blijdschap. Emoties kunnen ook worden geuit door bewegingen zoals in dans en ballet. *Onbekende variabelen*, processen die we nog niet kennen beïnvloeden het selectieproces ook.

- *Optimale aanpassingsoplossing*

Bestaat uit het programmeerproces en de houdingscontrole. *Programmering* bestaat uit minstens twee subprocessen: planning en parametrische specificatie. Hoewel planning een moeilijk concept is wordt het geoperationaliseerd als de temporele ordening van de volgorde van acties. Parametrische specificatie verwijst naar een proces waarbij de beweging wordt aangepast aan de actuele eisen van de omgeving, dat wil zeggen specificaties over kracht, snelheid, richting en nauwkeurigheid moeten worden toegevoegd aan het 'ruwe' prototypeprogramma. *Houdingscontrole:* alle houdingen worden gedaan door een bepaalde spierspanning vanwege antizwaartekracht en de uitvoering van bijna alle bewegingen gaat gepaard met werking van een grote set van spieren. Voordat een persoon een arm opzij kan bewegen, dient er een herverdeling plaats te vinden in de activiteit van de spieren van de benen en de romp om in balans te blijven. *Initiatie:* als laatste, de volgorde van de berekeningsprocessen resulteert in het echte begin van de beweging (Mulder 2001).

De in het voorgaande beschreven processen worden gecontroleerd door grote sets van *feedbackloops* die hogere niveaus informeren over het gedrag van de lagere niveaus. Deze continue afferente informatie is nodig voor het updaten van de programmeerregels. *Feedback* speelt een belangrijke rol, niet alleen tijdens de beweging maar ook voor en na de beweging. Naast feedback, speelt *feedforward* een essentiële rol in de controle van bewegingen. Feedforward verwijst naar (visuele) informatie die vooruit wordt gestuurd om het systeem klaar te maken (te tunen) om toekomstige opdrachten te anticiperen. Dit is van speciaal belang in situaties waar de omgeving niet perfect voorspelbaar is zoals sportsituaties. Mulder concludeert:

> '*First, it has been shown that a separation between motor processes and cognitive processes is not possible. Motor behavior is the result of a complex integrated and adaptive information-processing system closely linked to its environment. Second, motor control is not based on muscle-specific motor programmes but on abstract programming rules. In fact, muscles or separate movements do not play a role in the regulation of actions.*' (1993, pag. 131)

5.2 MODEL VAN NITSCH

Nitsch (1994) geeft in zijn 'action theory' de basis voor een geïntegreerd perspectief, namelijk:
1 motorisch gedrag is gedrag-in-situaties;
2 menselijk motorisch gedrag is intentioneel georganiseerd;
3 motorisch gedrag speelt een onmisbare rol bij informatieverwerking;
4 psychologische processen zijn gerelateerd aan handelingsregulatie.

Ad 1 *Motorisch gedrag is gedrag-in-situaties*

Menselijk gedrag vindt plaats in de dagelijkse omgeving, dus de focus is niet op specifieke motorische vaardigheden, maar op een dynamisch samenspel tussen de persoon en de omgeving. Dit vindt plaats in de handelingsruimte die kan worden verdeeld in een fysieke, biologische, psychologische en sociale ruimte. Menselijk motorisch gedrag dient te worden gezien als gedrag van een fysiek lichaam (kinematica en dynamiek van tijd-ruimtebeweging), een organisme (zenuwen-spiercoördinatie), een persoonlijkheid (doel-bewust gedrag) en een sociaal wezen (communicatie en interactie) tegelijkertijd. Zowel cognitie als emotie zijn niet de psychofysiologische toestanden of processen binnen een persoon zoals gewoonlijk wordt aangenomen. Op zijn minst zijn ze in hun ontstaan 'transpersoonlijke' relaties, dat wil zeggen dat ze een gevolg zijn van de interactie tussen minstens twee personen. Situatie-actie-interrelatie kan als volgt worden verduidelijkt.

■ Iedere handeling is gebaseerd op een subjectieve definitie van de handelingssituatie. Kan ik omgaan met deze situatie (competentie), is het de moeite waard dit te proberen (waardering)?

■ De algemene intentie als basis van iedere handeling is om actief de eigen situatie te optimaliseren, oftewel om de gewenste situatie vast te houden of terug te krijgen, of om een hoger aanpassingsniveau te bereiken.

■ Door dingen op een bepaalde manier te doen, definiëren we eigenlijk een situatie zowel in ons eigen perspectief als dat van anderen.

Ad 2 *Menselijk motorisch gedrag is intentioneel georganiseerd*

Het accent ligt niet op de beweging zelf maar op het feit dat ik mezelf beweeg onder bepaalde omstandigheden met een bepaalde reden. Intentionele organisatie betekent niet dat handelingen compleet bewust of gepland zijn, noch dat de resultaten subjectief gezien worden als een product van de persoon zelf. Dit wordt uitgelegd aan de hand van de handelingscyclus (zie figuur 5-2).

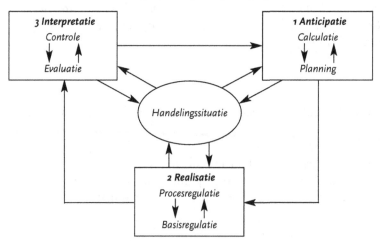

Figuur 5-2 Handelingscyclus volgens Nitsch

Verklaring van de onderdelen in figuur 5-2

- Anticipatiefase. *Calculatieprocessen:* de situatie van een persoon is eerst geanalyseerd en gewaardeerd. De analyse bevat de predisposities van de persoon, de omgeving en de taak in relatie tot elkaar. *Planningsprocessen:* de activiteit wordt gevolgd door het controleren van toekomstige taken en problemen.
- Realisatiefase. *Procesregulatie:* een taakgeoriënteerde keuze, coördinatie en controle van psychomotorische processen. *Basisregulatie:* voor een optimale prestatie moeten de psychovegetatieve situatie en de herstelprocessen worden gereguleerd.
- Interpretatiefase. *Controleprocessen:* de gewenste en de echt gebeurde handelingen en resultaten worden vergeleken. *Evaluatieprocessen:* de uitvoering van de handeling inclusief de predisposities en de gevolgen worden retrospectief gewaardeerd en voor toekomstige handelingen opgeslagen.

Ad 3 *Motorisch gedrag speelt een onmisbare rol bij informatieverwerking*

Beweging is niet alleen een afhankelijke variabele van perceptie en informatieverwerking maar een grondslag voor deze processen. Van tijd- en ruimteperceptie wordt aangenomen dat ze afhankelijk zijn van handelingskwaliteiten, dat wil zeggen dat ze worden beïnvloed door de relatie tussen de snelheid van de eigen beweging en de beweging van de voorwerpen. De beginner in tennis onderschat de snelheid van zijn slag en overschat de snelheid van de bal. Ons gevoel voor tijd neemt af als we niet in staat zijn ons gedrag te structureren zoals in saaie of stresssituaties.

Ad 4 *Psychologische processen zijn gerelateerd aan handelingsregulatie*

Er bestaat geen handeling zonder cognitie en emotie. Er dient met drie controleprocessen rekening te worden gehouden: cognitieve controle (situatieanalyse, anticipatie, planning), emotionele controle (emotioneel labelen van situaties en interne afstemming) en automatische controle (geautomatiseerde patronen van situatiedefinitie en reacties). Emoties als boosheid, bang zijn, blijheid en droefheid hebben een belangrijke functie bij de organisatie van motorisch gedrag. Emoties vergemakkelijken of hinderen bepaalde processen en veranderen de snelheid van die processen.

5.3 HYPOTHETISCH MODEL

Zoals Nitsch (1994) aangeeft worden binnen een persoon drie gebieden onderscheiden die bepalend zijn voor het proces van bewegingen: cognitie, emotie en activatie. Deze drie beïnvloeden elkaar en de perceptie en het verwerken van interne en externe prikkels. Bijvoorbeeld de opmerking 'geen interesse' levert geen opvallend gedrag op, prikkels worden niet eens gefilterd, en er wordt geen inspanning gedaan om een handeling te gaan ondernemen. Ieder opzichzelfstaand proces kan het begin zijn van verschillende handelingen, bijvoorbeeld als het geheugen duidelijk maakt dat er al een negatieve ervaring bestaat, beïnvloedt dat de motivatie en het spanningsni-veau. Vermoeidheid kan de motivatie en meningen beïnvloeden. Als handelingen zijn gebaseerd op emoties (bijvoorbeeld wraak, woede, vreugde) kunnen die de cognities en het spanningsniveau beïnvloeden.

Stappen A tot D beschrijven het proces tot de eigenlijke beweging. Ze zijn geba-seerd op de modellen van Mulder en Nitsch. Alhoewel het proces wordt beschreven van A naar D, is het niet noodzakelijk dat deze volgorde ook wordt gevolgd. De zelfor-ganisatie kan de volgorde van de processen aanpassen. Hoewel niet alle concepten the-oretisch geplaatst kunnen worden is het een stapje verder in het beschrijven, verkla-ren, voorspellen, beïnvloeden en begrijpen van menselijk bewegen.

A   De persoon is altijd interacterend met de omgeving en de taken (zie figuur 5-3).

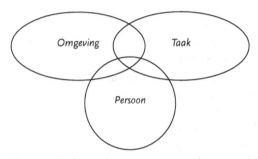

Figuur 5-3 De interactie tussen persoon, taak en omgeving

B   De persoon bestaat onder andere uit cognitieve, emotionele en activatieprocessen. Deze filteren de informatie (externe en interne waarneming). De cognitieve processen houden concepten in als ervaring, kennis, interesse en meningen. Emotionele proces-sen zijn concepten als motivatie, verwachtingen en intenties. Activatieprocessen zijn processen als fysiologische zaken, slaap/waakritme, opwinding en pijn (zie figuur 5-4).

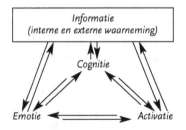

Figuur 5-4 De verwerking van informatie

C   De selectie van prikkels, de stimulusherkenning en de antwoordselectie worden beïnvloed door de drie bovengenoemde activatieprocessen. Soms zijn de cognities het sterkst, soms de emoties en soms bepaalt de activatie wat er gaat gebeuren. Dit kan impliceren dat er een hogere selector of regulator is, maar de aanname van een zelf-regulerend systeem ligt meer voor de hand (Mulder 2001). Mensen verschillen in de manier waarop de filtering plaatsvindt en in wat ze het meest beïnvloedt: cognitieve, emotionele of activatieprocessen. Volgens Mulder wordt deze filtering uitgevoerd door de gewichten in figuur 5-1. Volgens Hettema (2002) is dit erfelijk bepaald en zit het in de genen.

D De laatste stap is de programmering en uitvoering van de beweging (zie figuur 5-5). De antwoordselectie van C wordt geprogrammeerd en uitgevoerd. Het program-meren bestaat uit planning en parameterspecificatie. Het hangt af van het sterkste pro-ces dat de antwoordselectie bepaald heeft of de uitvoering nog kan worden aangepast. De uitvoering van bewegingen hangt af van het centraal en perifeer zenuwstelsel, spieren, botten en voedingsenergie.

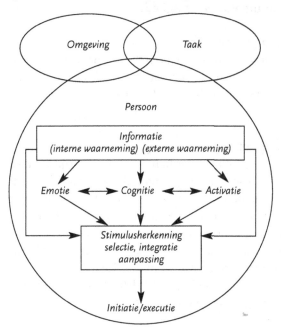

Figuur 5-5 Hypothetisch model voor sportprestaties

5.4 HYPOTHETISCH MODEL EN MENTALE VAARDIGHEDEN

Gebruikmakend van gezond verstand kunnen delen van het hypothetisch model worden gekoppeld aan de verschillende mentale vaardigheden. Het wordt hier op twee manieren gepresenteerd, van vaardigheden naar model en vice versa.

5.4.1 Van mentale vaardigheden naar hypothetisch model

De bewustwording bij een sporter kan worden gekoppeld aan cognitieve processen als (zelf)kennis, interesse, ervaring en meningen. Doelen stellen (alhoewel een cognitief proces) beïnvloedt verwachtingen, motivatie en intentie. Ademhaling, energizing en ontspanning beïnvloeden activatieprocessen als spanningsniveau en fysiologische processen. De verbeelding van lichamelijke vaardigheden is nodig voor de ontwikkeling van programmaregels en de opbouw van parameters. De verbeelding van wedstrijdsituaties is nodig voor stimulusherkenning, en antwoordselectie voor effectief sportgedrag. Gedachtecontrole is de vaardigheid die kan worden gekoppeld aan verwachtingen, intentie, en mening voor zowel de cognitieve als de emotionele processen. Vaardigheden in concentratie en aandacht kunnen worden gekoppeld aan alledrie de processen zoals ervarings- (cognitie), motivatie- (emotie) en fysiologische processen (activatie).

5.4.2 Van hypothetisch model naar mentale vaardigheden

Lichamelijke mogelijkheid om gedrag uit te voeren

In tabel 1-1 wordt een overzicht gegeven van alle factoren die een prestatie kunnen bepalen. De lichamelijke mogelijkheid is een andere tak van de prestatieboom. Desalniettemin zijn er voorbeelden van sporters die geblesseerd of ziek waren tijdens hun beste prestaties ooit.

Periode van zintuiglijke waarneming tot begin beweging

Het gebruik van verbeelding van lichamelijke vaardigheden en wedstrijdsituaties kan de stimulusherkenning, de antwoordselectie en de noodzakelijke (en niet-noodzakelijke) parameters verbeteren. Het nemen van beslissingen wordt beïnvloed door de drie processen (cognitie, emotie en activatie) die de stimulusherkenning en antwoordselectie beïnvloeden wat soms kan leiden tot ineffectief sportgedrag. Variabiliteit in training is essentieel: het systeem van zintuiglijke waarneming tot het begin van de beweging wordt sterker door een variatie aan prikkels. Feedback speelt een essentiële rol in het leren en uitvoeren van bewegingen. Wedstrijdgericht trainen is noodzakelijk voor de stimulusherkenning en antwoordselectie (Mulder 1993).

Activatie

Zowel energiegevende als ontspanningsoefeningen kunnen het activatieniveau controleren. Sommige processen als slapen en circadiane ritmen (onder andere bloedsuikerspiegel, hormonen) kunnen niet oneindig worden veranderd, maar andere als buikademhaling en hartslag kunnen wel gecontroleerd worden. Voor de verklaring van het activatieniveau kan de omgekeerde U-curve worden gebruikt (Yerkes & Dodson 1908). Er kan heel wat worden verteld over de relatie tussen arousal en prestatie, maar dat is niet het hoofdthema van dit boek.

Emotie

Motivatie, intentie en verwachtingen kunnen worden beïnvloed door doelen te stellen. De emoties worden sterker als een persoon dingen moeilijk of belangrijk vindt.

Cognitie

Zaken als ervaringen, meningen, gedachten, associaties, attributies en zelfvertrouwen kunnen worden gecontroleerd door het gebruik van gedachtecontroletechnieken als Rationeel Emotieve Therapie (RET) (Ellis 1962). De cognitie kan soms ook veranderen, niet als gevolg van een mentale vaardigheid maar als resultaat van een veranderde mening of ervaring. Concentratie- en aandachtvaardigheden gelden voor cognitie, emotie en activatie. Het effect van mentale training hangt niet alleen af van de technieken en methoden, maar ook van de interactie tussen de sportpsycholoog en de sporter. De hypothese in dit boek is dat de interactie een rol speelt bij de cognities van een sporter die op hun beurt het effect van mentale training verhogen.

Taak

Als een taak wordt uitgevoerd, is dat altijd in een bepaalde omgeving door de persoon. Hier spelen de geleerde bewegingsschema's een rol en het leren hoe het gedrag uit te voeren, zodat de taak zo effectief mogelijk wordt uitgevoerd. Hierbij werken eigenlijk alle vaardigheden samen in het cognitie-, emotie- en activatiegebied. De drie entiteiten (cognitie, emotie en activatie) beïnvloeden elkaar altijd op een positieve of negatieve manier. Het concept van flow kan worden gezien als het uitvoeren van een taak zonder verstoring door irrelevante cognities, emoties en activatieprocessen.

Omgeving

Gedrag in een maatschappij (of gemeenschap) wordt beïnvloed door cultuur, subcultuur, opvoeding, onderwijs, erfelijkheid, oorlog/vrede, rijkdom/armoede, enzovoort. Gedrag in sportsituaties wordt ook bepaald door een raamwerk van regels, soms door subculturen met hun eigen wetten. Deze regels blokkeren bepaald gedrag dat misschien dan ook niet te zien zal zijn in sportsituaties. De waarneming van de omgeving wordt beïnvloed door alledrie de processen: cognitie, emotie en activatie.

5.5 REDUCTIEMODEL

De bovengenoemde koppeling tussen het hypothetisch model en de mentale vaardigheden focust op het onderliggende proces van hoe mentale vaardigheden het zichtbare sportgedrag kunnen veranderen. Het reductiemodel is mijn poging het effect van mentale training op sportprestaties te verklaren. Het reductiemodel is gebaseerd op de theoretische visies op sportprestaties met de nadruk op psychologische processen, wat resulteerde in het hypothetisch model en de theoretische achtergrond van mentale training (zie figuur 5-6).

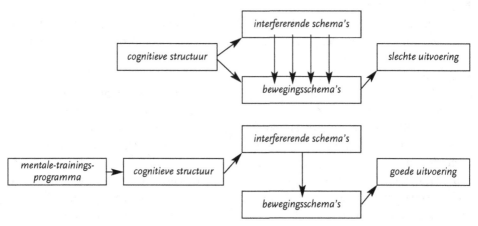

Figuur 5-6 Reductiemodel

Mentale-trainingsprogramma's zijn alle betrokken processen, de inhoud van de mentale training (methoden en technieken), inzicht in het gedrag of een gebeurtenis in de relatie tussen de sportpsycholoog en de sporter.

Cognitieve structuur is de manier waarop stimuli worden waargenomen en verwerkt (de cognitieve, emotionele en activatieprocessen), die veranderd kan worden door het oefenen van mentale vaardigheden, ervaring en plotselinge inzichten.

Door de verandering in de cognitieve structuur wordt de negatieve invloed van de interfererende schema's op de uitvoering van bewegingen gereduceerd.

Dit is de reden voor de naam 'reductiemodel'. De bewegingsschema's zijn de sporttechnieken die de sporters hebben ontwikkeld door jaren van hard werken en 'gerichte training' (Ericsson 2001). Gerichte training is gedefinieerd als het trainen op vaardigheden die je niet goed beheerst, het is dus anders dan bewegingstechnieken onderhouden. De uitvoering van bewegingen hangt af van bewegingsschema's en interfererende schema's. Ericsson vond in zijn onderzoek dat medaillewinnaars minstens tien jaar trainingservaring en meer dan tienduizend uur van gerichte training hebben gehad. De sporters presteren goed tijdens de training, wat betekent dat het bewegingsschema correct en effectief is. In wedstrijden (of voorbereiding op wedstrijden) verandert de cognitieve structuur op een negatieve manier omdat de interfererende schema's actief worden. Het resultaat is dat de uitvoering van de bewegingen minder effectief, met minder inzet, en minder overtuiging is dan in de training. Kort samengevat: de sporter presteert slecht, hij blijft onder zijn kunnen.

Dan wordt er een mentale-trainingsprogramma gegeven. In dit programma vindt een proces plaats dat de cognitieve structuur van een sporter verandert. Sterker gezegd, mentale training is effectief wanneer er een verandering in de cognitieve structuur heeft plaatsgevonden. Deze andere, aangepaste, cognitieve structuur heeft geen direct effect op de bewegingsschema's, omdat deze al jaren getraind zijn. De veranderde cognitieve structuur heeft een invloed op de interfererende schema's. Het vermindert de negatieve invloed van zaken als zich zorgen maken en angst. Als resultaat zal de uitvoering van de bewegingen vloeiender zijn, met meer overtuiging, effectiever en beter. De prestaties in wedstrijden komen dichtbij het niveau van de trainingen, soms op hetzelfde niveau, en soms eroverheen.

De verandering in cognitieve structuur heeft niet alleen mentale vaardigheden als oorzaak, maar ook gebeurtenissen en processen in de werkrelatie tussen de sportpsycholoog en de sporter. In hoofdstuk 6 wordt het praktijkonderzoek naar het effect van mentale training bij topsporters beschreven.

6 Praktijkonderzoek

6.1 DOEL VAN PRAKTIJKONDERZOEK

Tijdens mijn jaren van werken met topsporters ben ik, uiteraard, geïnteresseerd geraakt in het effect van mentale-trainingsprogramma's. Verbeteren mentale-trainingsprogramma's sportprestaties, en zo ja, hoe doen zij dat? Worden sportprestaties beïnvloed door mentale concepten en worden deze concepten beïnvloed door mentale vaardigheden? Zijn er aanvullende factoren die het gebruik van mentale vaardigheden in wedstrijden beïnvloeden? Ik wilde deze vragen op twee manieren onderzoeken. De eerste manier was het ontwikkelen van een vragenlijst voor sporters met wie ik in de periode 1990 tot 1998 heb gewerkt (zie bijlage 1), dat een retrospectief onderzoek genoemd wordt. De tweede manier wordt het natuurlijkesettingonderzoek (zie bijlage 2) genoemd, dat plaatsvond gedurende een bowlingtoernooi voor de Nederlandse jeugdkampioenschappen.

In dit hoofdstuk zullen hypothesen opgesteld en getest worden met gebruik van resultaten van zowel het retrospectieve onderzoek als het natuurlijkesettingonderzoek. Daarna zullen sportprestaties, mentale concepten en mentale vaardigheden besproken worden. In het retrospectieve en in het natuurlijkesettingonderzoek worden de hypothesen opgebouwd als in figuur 6-1 en 6-2.

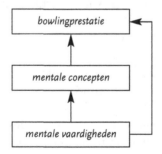

Figuur 6-1 De structuur van de variabelen in het natuurlijkesettingonderzoek

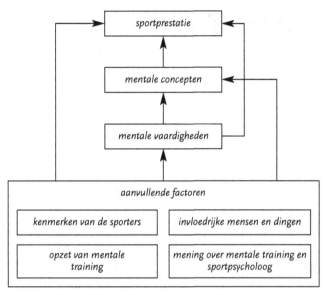

Figuur 6-2 De structuur van de variabelen in het retrospectieve onderzoek

6.2 HYPOTHESEN

Gebaseerd op de theoretische achtergrond van sportprestaties en van mentale training en de vier groepen van variabelen, kunnen hypothesen worden geformuleerd. De hypothesen zijn gestructureerd door invloeden op:

1   sportprestaties;
2   mentale concepten;
3   mentale vaardigheden.

6.2.1 Hypothesen voor sportprestaties

In het retrospectieve onderzoek wordt sportprestatie verdeeld in de volgende variabelen:

■   de uitvoering van sportbewegingen voor en na het mentale-trainingsprogramma (MTP);
■   het behalen van persoonlijke beste prestaties voor en na het MTP;
■   het bereiken van betere resultaten (meer winnen) in wedstrijden voor en na het MTP.

Het hypothetische model stelt voor dat sportprestaties worden beïnvloed door:
■   het filteren van entiteiten (cognitie, emotie, activatie);
    □   cognitie houdt concepten in als ervaring, kennis, interesse en meningen;
    □   emotie houdt concepten in als motivatie, verwachtingen en intentie;
    □   activatie houdt concepten in als spanning, fysiologische processen en pijn;

- stimulusherkenning;
- antwoordselectie;
- optimale aanpassingsoplossingen;
- programmeren.

De mentale concepten die gebruikt zijn in dit onderzoek, zijn gebaseerd op literatuur (Orlick 1990, 1998; Ravizza 1986; Williams 1986) en bestaan uit:
- motivatie;
- bereiken van het juiste spanningsniveau;
- omgaan met afleiding;
- zelfvertrouwen;
- vermogen om prestaties te verklaren;
- omgaan met moeilijke omstandigheden;
- kennis van psychologische processen;
- zelfkennis.

In het natuurlijkesettingonderzoek is het mentale concept boosheid toegevoegd, gebaseerd op persoonlijke ervaringen met de nationale bowlingteams. De aanname is dat wanneer deze concepten veranderen, er ook een verandering optreedt in de sportprestatie.

In het natuurlijkesettingonderzoek wordt aangenomen dat zowel de subjectieve als de objectieve bowlingprestatie (de intra-individuele score) wordt beïnvloed door mentale concepten. Subjectieve bowlingprestatie wordt gemeten door middel van het subjectieve technische niveau, het scoren van de spares (als de bowler in twee keer alletien de pins eraf gooit heet dat een 'spare') en de voorkeur voor baancondities bij bowlen (zie paragraaf 6.4). De veranderingen in subjectieve sportprestatie en mentale concepten kunnen niet direct gemeten worden, maar door middel van een waarde op een Likert-schaal. Dan is dit de hypothese die wordt getest.

H_o1a: sportprestatie wordt, in de ogen van de sporter, niet beïnvloed door mentale concepten.

Mentale vaardigheden is de volgende groep van variabelen die hypothetisch een invloed kan hebben op sportprestaties. Deze variabelen zijn: ademhaling, ontspanning, verbeelding van fysieke vaardigheden, verbeelding van emoties, zelfspraak voor fysieke vaardigheden, zelfspraak voor emoties, gedachtecontrole voor doelen (doelen stellen) en het gebruik van realistische gedachten. Het wordt aangenomen dat wanneer meer tijd wordt besteed aan het gebruik van deze vaardigheden bij de wedstrijdvoorbereiding en tijdens wedstrijden, het effect ervan groter zal zijn. Verder werd specifiek gevraagd naar het gebruik van mentale vaardigheden voor spanningscontrole en concentratiecontrole, zowel voor als na het MTP. Uiteindelijk werd gevraagd naar het gebruik van mentale vaardigheden tijdens wedstrijden variërend van bijna nooit tot bijna altijd. In het natuurlijkesettingonderzoek kan worden aangenomen dat de bowlingprestatie kan worden beïnvloed door het gebruik van mentale vaardigheden. De volgende hypothese met betrekking tot sportprestatie is:

> H_01b: sportprestatie wordt, in de ogen van de sporter, niet beïnvloed door het gebruik van mentale vaardigheden bij wedstrijdvoorbereiding en tijdens wedstrijden.

Ook kan worden gehypothetiseerd dat de aanvullende factoren (kenmerken van de sporters, opzet van het MTP, mensen en dingen in de omgeving van de sporter en meningen, ideeën en gedachten betreffende de mentale training en de sportpsycholoog) een invloed hebben op sportprestaties. De hypothese die wordt getest is:

> H_01c: sportprestatie wordt, in de ogen van de sporter, niet beïnvloed door aanvullende factoren.

Een subhypothese is dat het MTP een effect heeft op de sportprestatie.

> Sub H_01: sportprestatie is, in de ogen van de sporter, niet verbeterd na het mentaletrainingsprogramma.

6.2.2 Hypothesen voor mentale concepten

Naast het feit dat mentale concepten worden genoemd in de literatuur, is er een andere reden voor het werken met deze termen, namelijk: de frequentie van het voorkomen van de problemen. Sinds jaren komen sporters naar mijn praktijk met verschillende hulpvragen. Deze vragen kunnen worden gecategoriseerd in de hier gebruikte mentale concepten.

- 'Ik heb geen plezier meer in trainingen en wedstrijden' (motivatie).
- 'Ik ben te nerveus voor wedstrijden' (bereiken van het juiste spanningsniveau).
- 'Ik kan me niet goed concentreren tijdens wedstrijden' (omgaan met afleidingen).
- 'Ik ben onzeker over mijn kunnen' (zelfvertrouwen).
- 'Het gaat slecht en ik weet niet waarom' (het vermogen prestatie te verklaren).
- 'Wanneer de omstandigheden niet ideaal zijn kan ik niet goed presteren' (omgaan met moeilijke situaties).
- 'Ik snap het niet, ik train veel en mijn resultaten worden niet beter' (kennis van psychologische processen).
- 'Ik weet niet wat ik denk of voel voor en tijdens wedstrijden' (zelfkennis).

Mentale concepten zijn theoretisch van aard. Ze kunnen niet direct waargenomen of gemeten worden. Verondersteld kan worden dat het gebruik van mentale vaardigheden bij wedstrijdvoorbereiding en tijdens wedstrijden de manier verandert waarop de mentale concepten worden ervaren door de sporter. De hypothese die wordt getest is:

> H_o2a: mentale concepten worden niet beïnvloed door het gebruik van mentale vaardigheden bij wedstrijdvoorbereiding en tijdens wedstrijden.

De tweede hypothese voor mentale concepten betreft de aanvullende factoren (kenmerken van de sporter, opzet van het MTP, mensen en dingen in de omgeving van de sporter, en meningen, ideeën en gedachten over de mentale training en de sportpsycholoog). In het natuurlijkesettingonderzoek worden alleen de kenmerken van de sporters gebruikt. De hypothese die getest wordt is:

> H_o2b: mentale concepten worden niet beïnvloed door aanvullende factoren.

6.2.3 Hypothese voor gebruik mentale vaardigheden

Mentale vaardigheden zelf zijn de afgelopen jaren meer en meer onderzocht en het *Handbook of Research on Sport Psychology* door Singer, Murphey & Tennant (1993) toont substantieel bewijs voor de effectiviteit van de verschillende vaardigheden. De volgende hypothese heeft te maken met de invloeden op het gebruik van mentale vaardigheden bij wedstrijdvoorbereiding en tijdens wedstrijden. Het is te bepleiten dat de aanhankelijkheid voor het gebruik van mentale vaardigheden wordt beïnvloed door aanvullende factoren (kenmerken van de sporter, opzet van het MTP, mensen en dingen in de omgeving van de sporter, en meningen, ideeën en gedachten over de mentale training en de sportpsycholoog). In het retrospectieve onderzoek is specifiek gevraagd naar de hoeveelheid tijd die wordt besteed aan de mentale vaardigheden bij wedstrijdvoorbereiding en het gebruik van mentale vaardigheden tijdens wedstrijden, niet naar het machtig worden van de mentale vaardigheden zelf. De hypothese die wordt getest is:

> H_o3: het gebruik van mentale vaardigheden bij wedstrijdvoorbereiding en tijdens wedstrijden wordt niet beïnvloed door aanvullende factoren.

In het natuurlijkesettingonderzoek kunnen de verschillen worden getest tussen succesvolle en niet-succesvolle bowlers. Er wordt verondersteld dat bowlers die de finale halen beter zijn op enkele mentale concepten dan minder succesvolle bowlers. De hypothese die getest wordt:

> H_o4: mentale concepten verschillen niet tussen bowlers die de finale halen en zij die de finale niet halen.

6.3 RETROSPECTIEF ONDERZOEK

De variabelen in het retrospectieve onderzoek zijn sportprestatie, mentale concepten, mentale vaardigheden en aanvullende factoren (zie figuur 6-2).

Deze aanvullende factoren kunnen onderverdeeld worden in vier groepen.

1 *Variabelen betreffende kenmerken van de sporters*

Sekse, leeftijd, fase in carrière (ontwikkelend, top, afbouwend, stoppen), niveau van competitie (Olympisch, WK, EK of nationaal), het jaar waarin de grootste prestatie is bereikt, het aantal jaren ervaring met mentale training, het aantal jaren in het nationale team, het aantal jaren actief in de sport en de mening over mentale training voor en na het MTP.

2 *Variabelen betreffende opzet van het MTP*

Plaats van het MTP (kantoor, sportaccommodatie of hotel), vorm van het MTP (individueel of groepsgewijs) en het moment van de MTP (tijdens een trainingsdag of aparte afspraak).

3 *Variabelen betreffende mensen en dingen in de omgeving van de sporter*

Sportpsycholoog, arts, boeken over mentale training, ouders, eigen trainer, fysiotherapeut, cassettes met ontspanningsoefeningen, gesprekken met medesporters, eigen coach, bondscoach, bestuursleden van de sportbond, vertegenwoordigers van het NOC*NSF en een 'overigen'-categorie.

4 *Variabelen betreffende meningen, ideeën en gedachten over de mentale training en de sportpsycholoog*

De mogelijkheid psychologische processen en problemen te bespreken met een professional, de beslissing om naar de sportpsycholoog te gaan, het vertrouwen in de sportpsycholoog, meer leren over mentale vaardigheden, de persoonlijkheid van de sportpsycholoog, de bewustwording dat het niets te maken heeft met gestoord zijn, de bewustwording dat mentale training een standaardonderdeel moet vormen van alle trainingen, de positieve opvatting over mentale training door anderen in de directe omgeving van de sporter en een 'overigen'-categorie.

6.3.1 Methode

Proefpersonen

Er is een vragenlijst (zie bijlage 1) aan 378 sporters gestuurd met wie ik gewerkt heb tussen 1990 en 1998. Zeven daarvan zijn geretourneerd vanwege een verkeerd adres, dus 371 zijn aangekomen. In totaal retourneerden 216 sporters de vragenlijst, waarvan er drie onbruikbaar waren in verband met incomplete gegevens. Daarmee bleven 213 bruikbare vragenlijsten over, resulterend in een antwoordpercentage van 213/371 = 58%. Van de 213 sporters is 47,9% man en 52,1% vrouw. De leeftijd was 24,9 jaar (SD=8,0), het aantal jaren in het nationaal team was gemiddeld 5,2 jaren (SD=4,3). Het hoogste niveau van competitie was voor 58,2% van de sporters op internationaal niveau, dat wil zeggen olympisch, WK en EK, 11,3 % nam deel aan jeugd WK's of EK's. De toegang tot topsporters is aanwezig, wat wordt aanbevolen door Greenspan & Feltz (1989) (zie tabel 6-1). De sporters waren actief in zesentwintig verschillende sporten waarvan softbal, onderwaterhockey, touwtrekken en ijshockey de teamsporten waren. De andere tweeëntwintig sporten waren individueel, alhoewel de mentale training soms groepsgewijs gegeven werd voor een nationaal team. Voor de oorspronkelijke tabellen zie Schuijers (2004).

Tabel 6-1   Kenmerken van sporters in het retrospectieve onderzoek

		Man		Vrouw		Totaal	
		M	SD	M	SD	M	SD
Leeftijd		24,4	8,4	25,3	7,6	24,9	8,0
Jaren in nationale team		5,1	4,2	5,3	4,5	5,2	4,3
Jaren op hoogste niveau		1996	2,2	1996	1,9	1996	2,1
		n	%	n	%	n	%
Totaal aantal		102	47,9	111	52,1	213	100
Sport	Individueel	95	93,1	69	62,2	164	77,0
	Team	7	6,9	42	37,8	49	23,0
Fase in carrière	Ontwikkelend	43	42,2	43	38,7	86	40,4
	Topniveau	41	40,2	45	40,5	86	40,4
	Afbouwend	6	5,9	8	7,2	14	6,6
	Stoppen	12	11,8	15	13,5	27	12,7
Hoogste prestatieniveau	Internationaal	63	61,8	72	64,8	135	63,4
	Internationale jeugd	13	12,7	11	9,9	24	11,3
	Nationaal NL	16	15,7	18	16,2	34	16,0
	Nationale NL jeugd	5	4,9	9	8,1	14	6,6
	Lager	5	4,9	1	0,9	6	2,8

Vragenlijst

De vragenlijst (zie bijlage 1) bestaat uit zeven delen: Deel één (vragen 1-9) vraagt naar persoonlijke kenmerken; deel twee (vragen 10-15) vraagt naar kenmerken van de opzet van mentale training; deel drie (vragen 16-18) vraagt naar de reden van deelname aan (top)sport; deel vier (vragen 20-27) vraagt naar de mentale concepten voor en na het MTP; deel vijf (vragen 28-30) vraagt naar het niveau van sportprestatie voor en na het MTP; deel zes (vragen 32-35) vraagt naar het gebruik van mentale vaardigheden in wedstrijden, de tijd die wordt besteed aan mentale vaardigheden, het gebruik van spanningsgerelateerde vaardigheden en het gebruik van concentratiegerelateerde vaardigheden; en deel zeven (vragen 36-37) vraagt naar aanvullende factoren zoals de mensen en dingen in de omgeving van de sporter en de meningen, ideeën en gedachten over de mentale training en de sportpsycholoog.

De mentale concepten die zijn gekozen in de vragenlijst zijn gebaseerd op literatuur (Orlick 1990, 1998; Ravizza 1986; Williams, 1986) (zie tabel 6-2). Het effect van mentale training kan worden aangetoond door het feit dat de sportbewegingen beter worden uitgevoerd en de fysieke vaardigheden beter zijn. Dit hoeft niet te betekenen dat het beste eigen niveau verbetert, wanneer bijvoorbeeld de omgevingsomstandigheden moeilijk zijn. Als echter het beste eigen niveau verbeterd wordt, betekent dat niet automatisch dat het werkelijke resultaat (winnen) in wedstrijden beter is, omdat winnen afhankelijk is van meer dingen dan het beste eigen niveau (bijvoorbeeld jury, scheidsrechter, tegenstander of weer).

Voor sommige hypothesen zijn de factoren gebruikt die zijn afgeleid uit een factoranalyse.

Tabel 6-2 Stellingen in de vragenlijst om mentale concepten en sportprestatievariabelen te meten

Hoofdcategorie	Subcategorie	Stelling
Mentale concepten	Motivatie	Ik kan mezelf goed motiveren voor belangrijke wedstrijden.
	Juist spanningsniveau	Ik kan het juiste spanningsniveau bereiken in belangrijke wedstrijden.
	Afleidingscontrole	Ik kan mezelf afsluiten voor afleiding in belangrijke wedstrijden.
	Zelfvertrouwen	Ik speel belangrijke wedstrijden vol zelfvertrouwen.
	Verklaren van prestaties	Ik ben in staat slechte, minder goede, goede en beste prestaties te verklaren.
	Omgaan met omstandigheden	Ik kan omgaan met moeilijke omstandigheden.
	Kennis van psychologie	Ik gebruik mijn kennis van psychologische processen in sport.
	Zelfkennis	Ik gebruik mijn zelfkennis in wedstrijden.
Sportprestatie	Uitvoering van bewegingen	De technische uitvoering van mijn bewegingen is goed, ook wanneer het telt.
	Bereiken van eigen hoogste niveau	Ik bereik de top van mijn kunnen in belangrijke wedstrijden.
	Resultaten in wedstrijden	Ik behaal betere resultaten (in vergelijking met mijn tegenstanders) in belangrijke wedstrijden.

6.3.2 Resultaten

Bevindingen gerelateerd aan de hypothesen

H_o1a: sportprestatie wordt, in de ogen van de sporter, niet beïnvloed door mentale concepten.

Deze hypothese moet verworpen worden. ANOVA (analysis of variance) gebruikend, hebben alle mentale concepten een invloed op de verschillen in sportprestatie. Zelfvertrouwen heeft de grootste invloed op de uitvoering van sportbewegingen. Het bereiken van het juiste spanningsniveau heeft de sterkste invloed op het bereiken van het beste eigen niveau en zelfvertrouwen heeft de sterkste invloed op het bereiken van resultaten in wedstrijden, dus meer winnen. Factoranalyse en regressieanalyse gebruikend, beïnvloeden de mentale concepten na het MTP significant de verschillen in de sportprestatievariabelen, met de sterkste invloed op het bereiken van het eigen beste niveau. De kennis- en de verklaringsfactor beïnvloeden tevens significant de sportprestatievariabelen, waarbij de uitvoering van de bewegingen het sterkste beïnvloed wordt door de kennisfactor en het bereiken van het beste eigen niveau door de verklaringsfactor.

H₀1b: sportprestatie wordt, in de ogen van de sporter, niet beïnvloed door het gebruik van mentale vaardigheden bij wedstrijdvoorbereiding en tijdens wedstrijden.

Voor het gebruik van mentale vaardigheden tijdens wedstrijden moet deze hypothese verworpen worden. ANOVA gebruikende, worden de verschillen in de uitvoering van sportbewegingen, het bereiken van het beste eigen niveau en het behalen van betere resultaten in wedstrijden, beïnvloed door het gebruik van mentale vaardigheden in wedstrijden.

Voor het gebruik van spanningsvaardigheden en concentratievaardigheden moet de hypothese ook verworpen worden. Spanningsvaardigheden beïnvloeden het meeste de verschillen in het bereiken van het beste eigen niveau, terwijl dit bij de concentratievaardigheden het meest geldt voor de uitvoering van bewegingen.

Voor het gebruik van de verschillende mentale vaardigheden bij wedstrijdvoorbereiding moet de hypothese niet verworpen worden. Alleen het gebruik van realistische gedachten heeft een significante invloed op de verschillen in de uitvoering van bewegingen. De verschillen in de werkelijke resultaten in wedstrijden worden significant beïnvloed door doelen stellen, verbeelding van fysieke vaardigheden en de verbeelding van emoties. De factor- en regressieanalyse gebruikend, beïnvloedt de cognitieve factor de verschillen in de sportprestatievariabelen significant, waarbij de invloed op de wedstrijdresultaten het grootst is. De spanningsfactor heeft een significante invloed op het bereiken van het beste eigen niveau.

H₀1c: sportprestatie wordt, in de ogen van de sporter, niet beïnvloed door aanvullende factoren.

Deze hypothese moet gedeeltelijk verworpen worden. ANOVA gebruikende, bestaan er enkele aanvullende factoren die de sportprestatie direct beïnvloeden. Het bereiken van het beste eigen niveau wordt significant beïnvloed door het aantal jaren dat men actief is in sport, het aantal jaren ervaring met mentale training, fase in carrière, niveau van competitie, de sportpsycholoog, cassettes met mentale vaardigheden en het vertrouwen in de sportpsycholoog. De uitvoering van bewegingen wordt significant beïnvloed door het NOC*NSF, de eigen trainer en sekse.

> Sub H_o1: sportprestatie wordt, in de ogen van de sporter, niet verbeterd na het mentale-trainingsprogramma.

Deze hypothese moet verworpen worden. De Wilcoxon-test gebruikende, worden significante verschillen gevonden tussen sportprestatievariabelen voor en na het MTP.

> H_o2a: mentale concepten worden niet beïnvloed door het gebruik van mentale vaardigheden bij wedstrijdvoorbereiding en tijdens wedstrijden.

Deze hypothese moet verworpen worden voor het gebruik van mentale vaardigheden in wedstrijden. ANOVA gebruikende, worden alle verschillen in mentale concepten significant beïnvloed door het gebruik van mentale vaardigheden in wedstrijden met de sterkste invloed op de kennis van psychologische processen. Voor het gebruik van spanningsvaardigheden en concentratievaardigheden moet deze hypothese verworpen worden. Omgaan met afleiding wordt niet beïnvloed door het gebruik van concentratievaardigheden, alle andere factoren wel. Voor de verschillende vaardigheden moet de hypothese gedeeltelijk verworpen worden. Het gebruik van realistische gedachten, ontspanning en verbeelding van emoties hebben de sterkste invloed op de verschillen in de mentale concepten.

> H_o2b: mentale concepten worden niet beïnvloed door aanvullende factoren.

Factoranalyse gebruikende, moet deze hypothese gedeeltelijk verworpen worden. De plaats en de vorm van het MTP hebben een significante invloed op de verschillen op factor 1 (de mentale concepten na het MTP). De mening over de mentale training na het MTP heeft een significante invloed op de verschillen in factor 1, factor 2 (mentale concepten voor het MTP) en factor 3 (de kennisfactor).

> H_o3: het gebruik van mentale vaardigheden bij wedstrijdvoorbereiding en tijdens wedstrijden wordt niet beïnvloed door aanvullende factoren.

Deze hypothese moet gedeeltelijk verworpen worden. De factoranalyse gebruikend, beïnvloedt de fase in de carrière de verschillen in de cognitieve vaardighedenfactor. De mening over mentale training voor en na het MTP beïnvloedt significant de spanningsvaardighedenfactor. De sportpsycholoog beïnvloedt de spanningsvaardighedenfactor, de arts zowel de cognitieve als de spanningsvaardighedenfactor. De bewustwording dat mentale training een standaard onderdeel is van de training, beïnvloedt zowel de cognitieve als de spanningsvaardighedenfactor. De correlaties van de variabelen zijn gepresenteerd in figuur 6-3 en 6-4.

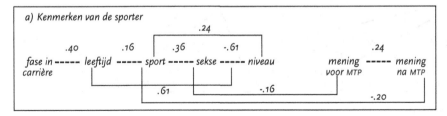

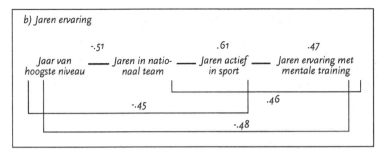

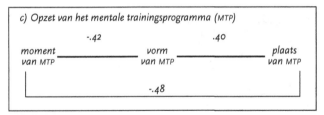

Figuur 6-3 Correlaties in de groep (n=213)

a: kenmerken van de sporters; b: de jaren ervaring; c: de vorm van mentale training

Interpretatie van correlaties in figuur 6-3.

a   De mening over mentale training correleert met sekse, wat erop wijst dat mannelijke en vrouwelijke sporters een verschil in mening hebben.

b   De correlaties tussen de jaren ervaring zijn logisch.

c   Toen het MTP plaatsvond op een nationale trainingsdag, werd het bijna altijd groepsgewijs gegeven in plaats van individueel (vorm) en vond het niet plaats in het kantoor van de sportpsycholoog (plaats). Wanneer er individuele mentale training werd gegeven (vorm), vond dit gewoonlijk plaats in het kantoor van de sportpsycholoog (plaats).

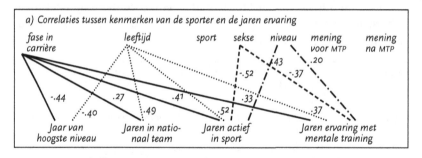

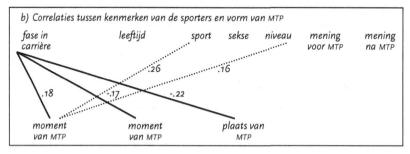

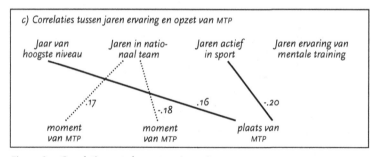

Figuur 6-4 Correlaties over de groepen (n=213)
a: kenmerken van de sporter; b: de jaren ervaring; c: de opzet van het mentale-trainingsprogramma

Interpretatie van correlaties in figuur 6-4.

a Hoe meer jaren ervaring, hoe verder de sporter is in zijn carrière, en hoe ouder hij is. Hoe meer ervaren de sporter is, hoe hoger zijn competitieniveau.

b In de ontwikkelingsfase van de carrière ontvangt de sporter zijn MTP gewoonlijk groepsgewijs, daarom correleert het met moment (trainingsdag), met vorm (individueel of groep) en met plaats (kantoor of sportaccommodatie). Teamsporten ontvangen het MTP gewoonlijk op een nationale trainingsdag. Het niveau van competitie van de sporter correleert met het maken van een aparte afspraak (moment).

c Het aantal jaren in het nationale team correleert met het MTP dat wordt gegeven op een nationale trainingsdag (moment). Het correleert ook met de vorm van het MTP, het al een aantal jaren in het nationale team zitten betekent relatief veel groepsgewijze mentale trainingssessies. Het aantal jaren actief in sport correleert met het kantoor van de sportpsycholoog (plaats).

Tabellen 6-3, 6-4, 6-5 en 6-6 tonen, met gebruik van ANOVA, significante invloeden van de aanvullende factoren op het gebruik van mentale vaardigheden in wedstrijdvoorbereiding en tijdens wedstrijden.

Tabel 6-3 Significante verschillen van kenmerken van de sporter op gebruik van mentale vaardigheden in wedstrijdvoorbereiding en wedstrijden (n=213)

Onafhankelijke variabelen	Afhankelijke variabelen			
Kenmerken sporter	Verschillende mentale vaardigheden	Spannings- vaardigheden	Concentratie- vaardigheden	Mentale vaardigheden in wedstrijden
Leeftijd	Doelen stellen 1,60*,33			
Sport				
Sekse				
Niveau van competitie				
Mening voor MTP over mentale training		Voor MTP 2,51*,4	Voor MTP 5,93**,4 Na MTP 3,87*,4	5,59**,4
Mening na MTP over mentale training	Ademhaling 15,43**,3 Ontspanning 4,95*,3 Verbeelding van fysieke vaardigheden 6,29*,3 Verbeelding van emotie 6,20*,3 Realistische gedachten 4,94*,3	Voor MTP 14,55**,3	Na MTP 11,84**,3	18,45**,3
Fase in carrière	Ontspanning 3,24*,3 Realistische gedachten 4,92*,3 Doelen stellen 3,32*,3		Na MTP 4,32*, 3	

F-waarde, *p < ,05, **p < ,001, df.

Interpretatie van tabel 6-3: de mening van de sporter over mentale training is, evenals de fase in de carrière, erg belangrijk voor het gebruik van mentale vaardigheden in wedstrijdvoorbereiding en tijdens wedstrijden. Op topniveau zijn zorgt voor een toename van het gebruik van mentale vaardigheden.

Tabel 6-4 Significante verschillen van kenmerken van mentale training op gebruik van mentale vaardigheden in wedstrijdvoorbereiding en wedstrijden (n=213)

Onafhankelijke variabelen	Afhankelijke variabelen			
Kenmerken mentale training	*Verschillende mentale vaardigheden*	*Spannings-vaardigheden*	*Concentratie-vaardigheden*	*Mentale vaardigheden in wedstrijden*
Moment	Ontspanning 4,22*,1 Verbeelding van emoties 3,80*,1	Voor MTP 10,30**,1	Voor MTP 9,36*,1 Na MTP 4,12*,1	
Vorm	Verbeelding van fysieke vaardigheden 3,25*,2 Zelfspraak bij fysieke vaardigheden 3,80*,2	Voor MTP 4,90*,2	Voor MTP 5,15*,2	
Plaats		Voor MTP 2,87*,3		

F-waarde, *p < ,05, **p < ,001, df.

Interpretatie van tabel 6-4: wanneer een MTP individueel op afspraak gegeven wordt, zorgt dit voor een toename van het gebruik van mentale vaardigheden. Bijzonder is dat moment, vorm en plaats alledrie een invloed hebben op het gebruik van mentale vaardigheden vóór het MTP. Waarschijnlijk heeft er een herinterpretatie plaatsgevonden bij de sporter door te denken aan zijn prestaties en de mentale processen.

Tabel 6-5 Significante verschillen van andere personen of factoren op gebruik van mentale vaardigheden in wedstrijdvoorbereiding en wedstrijden (n=213)

Onafhankelijke variabelen	Afhankelijke variabelen			
Factoren	*Verschillende mentale vaardigheden*	*Spannings-vaardigheden*	*Concentratie-vaardigheden*	*Mentale vaardigheden in wedstrijden*
Sportpsycholoog	Ademhaling 5,25* Verbeelding van emoties 10,60**	Na MTP 13,01**	Na MTP 9,61*	4,84*
Boeken	Verbeelding van fysieke vaardigheden 8,21*			4,85*
Gesprekken met andere sporters	Ademhaling 7,33* Doelen stellen 3,64*			
Arts	Ontspanning 3,91*			
Cassettebanden	Ademhaling 4,75*			
Fysiotherapeut	Verbeelding van fysieke vaardigheden 8,55*			
Bondscoach	Verbeelding van fysieke vaardigheden 4,59*			
Vrienden en partners				4,69*

F-waarden, *p < ,05, ** p < ,001, df = 1.

Interpretatie van tabel 6-5: de sportpsycholoog heeft een significante invloed op het gebruik van mentale vaardigheden, wat de aanname onderstreept dat de werkrelatie tussen de sporter en sportpsycholoog belangrijk is. Vrienden en partners hebben ook een significante invloed op het gebruik van mentale vaardigheden. De verbeelding van fysieke vaardigheden wordt gestimuleerd door boeken over mentale training, de fysiotherapeut en de bondscoach.

Tabel 6-6   Significante verschillen van meningen en ideeën over mentale training en sportpsycholoog op gebruik van mentale vaardigheden in wedstrijdvoorbereiding en wedstrijden (n=213)

Onafhankelijke variabelen	Afhankelijke variabelen			
Meningen en ideeën over mentale training	Verschillende mentale vaardigheden	Spannings-vaardigheden	Concentratie-vaardigheden	Mentale vaardigheden in wedstrijden
Bewustwording dat het een standaardonderdeel van training is	Ademhaling 14,76** Ontspanning 7,28* Verbeelding van fysieke vaardigheden 8,09*	Voor MTP 6,14* Na MTP 16,82**		20,15**
Vertrouwen in sportpsycholoog	Ademhaling 6,77* Doelen stellen 5,61*	Na MTP 9,76*	Na MTP 6,78*	
Persoonlijkheid van sportpsycholoog	Verbeelding van fysieke vaardigheden 5,42*	Na MTP 5,01*	Na MTP 4,53*	
Positieve mening van belangrijke anderen	Ademhaling 5,94*	Na MTP 5,10*		
Leren van andere methoden	Realistische gedachten 3,88* Doelen stellen 5,46*			
Beslissing om naar de sportpsycholoog te gaan	Ademhaling 3,92*			
Geen taboe meer om over mentale kwesties te praten				
Besef van niet gek te hoeven zijn om naar een sportpsycholoog te gaan				

F-waarden, *p < ,05, **p < ,001, df = 1.

Interpretatie van tabel 6-6: de bewustwording dat mentale training een standaardonderdeel is van de training heeft een significante invloed op het gebruik van mentale vaardigheden in wedstrijdvoorbereiding en tijdens wedstrijden. Het geloof in en de persoonlijkheid van de sportpsycholoog spelen een grote rol in het gebruik van mentale vaardigheden. Verder gebruikt een sporter waarschijnlijk meer mentale vaardigheden wanneer hij zich in een sociale omgeving begeeft waar mensen positiever zijn over mentale training dan wanneer er rondom de sporter scepsis heerst over het gebruik van mentale vaardigheden.

Aanvullende bevindingen

Betreffende hypothese 1

Voor de uitleg van de sportprestatievariabelen kunnen sommige resultaten met gebruik van de meervoudige regressieanalyse aangetoond worden. Alle variabelen tezamen verklaren 69% van de uitvoering van bewegingen, 77% van het bereiken van het eigen beste niveau en 68% van het werkelijke resultaat in wedstrijden. Wanneer de verschillende mentale concepten na het MTP gebruikt worden in een meervoudige regressieanalyse (statistische methode forward) verschijnen de volgende resultaten. Het bereiken van het juiste spanningsniveau, zelfvertrouwen en uitleg van prestaties verklaren tezamen 24% van de uitvoering van bewegingen. Het bereiken van het juiste spanningsniveau, omgaan met omstandigheden en uitleg van prestaties verklaren tezamen 39% van het behalen van het eigen beste niveau. Het bereiken van het juiste spanningsniveau, omgaan met omstandigheden en zelfvertrouwen verklaren tezamen 27% van de werkelijke resultaten in wedstrijden.

De factoranalyse laat de verrassende factor zien van het uitleggen van slechte, gemiddelde en beste sportprestaties zowel voor als na het MTP. Deze factor correleert significant met het bereiken van het eigen beste niveau, wat suggereert dat sporters die de juiste redenen kunnen benoemen voor winst of verlies, of succes of falen beter zullen presteren in de toekomst. Een andere sterke bevinding was de kennisfactor. De kennisfactor correleert met alle sportprestatievariabelen zowel voor als na het MTP. Deze bevinding suggereert dat sporters die geïnteresseerd zijn in mentale processen en hoe deze werken, beter presteren dan sporters die deze interesse niet hebben.

Betreffende hypothese 2

Met gebruik van meervoudige regressieanalyse (statistische methode forward) wordt het effect gemeten van de factoren van het gebruik van mentale vaardigheden op de factoren van de mentale concepten. De cognitieve vaardighedenfactor heeft een significante invloed op de verschillen van de mentale concepten na het MTP en op de kennisfactor. De spanningsvaardighedenfactor heeft een significante invloed op de verschillen van de mentale concepten na de MTP-factor en van de kennisfactor en negatief van de mentale concepten voor de MTP-factor.

Betreffende hypothese 3

Met gebruik van de factoranalyse en de meervoudige regressieanalyse wordt het volgende gevonden: de bewustwording dat mentale training een standaardonderdeel is van de training, het vertrouwen in de sportpsycholoog en de positieve mening van belangrijke anderen, verklaren tezamen 14% van het gebruik van de spanningsfactor. Met gebruik van de factoranalyse en de meervoudige regressieanalyse wordt gevonden dat fase in carrière en niveau van competitie tezamen 6% verklaren van het gebruik van de cognitieve factor. De mening over mentale training vóór het MTP verklaart 8% van het gebruik van de spanningsfactor. De sportpsycholoog en de arts tezamen verklaren 7% van het gebruik van de spanningsfactor.

In bijlage 3 zijn de opmerkingen weergegeven die als extra waren opgeschreven op de vragenlijsten door de sporters. Deze geeft informatie over de inhoud van de mentale training, de werkrelatie en over de manier waarop de sporters het mentale-trainingsprogramma ervaren hebben.

6.4 NATUURLIJKESETTINGONDERZOEK

Het natuurlijkesettingonderzoek is gedaan om dezelfde hypothesen te testen als in het retrospectieve onderzoek, maar dan in een werkelijke sportwedstrijd. Dezelfde structuur van variabelen wordt gebruikt, behalve de aanvullende factoren. Ik was ook geïnteresseerd of er mentale verschillen bestonden tussen succesvolle en niet-succesvolle bowlers.

De variabelen die in dit onderzoek zijn gebruikt zijn:
1   de bowlingprestatie;
2   de mentale concepten;
3   de mentale vaardigheden.

Ad 1 De bowlingprestatie bestaat uit objectieve en subjectieve prestatievariabelen. De objectieve prestatievariabele is de intra-individuele score. De subjectieve prestatievariabelen zijn het scoren van spares, het subjectieve technische niveau en de baanconditievoorkeur. Bowling is een extreem technische sport, waarbij een kleine fout in de uitvoering grote negatieve consequenties heeft voor het resultaat. De baancondities (de vorming van het oliepatroon op de baan) is erg belangrijk (het kan vergeleken worden met tennisspelers die goed spelen op gravel en niet op gras of hard court). Het scoren van spares is in het bowlen een teken dat de speler goed in vorm is. Wanneer een bowler niet goed speelt, is het scoren van de spares het eerste dat misgaat.

Ad 2 De mentale conceptenvariabelen zijn subjectief speelniveau, nervositeit, motivatie, zelfvertrouwen, het bereiken van het juiste spanningsniveau, concentratie en boosheid. Deze variabelen zijn gebaseerd op mijn werk sinds 1991 met de Nederlandse nationale bowlingteams en de verklaringen van bowlers zelf.

Ad 3 De mentale vaardighedenvariabelen zijn de taken die zijn gegeven aan de bowlers. De eerste taak was een ademhalingsoefening, de tweede was positief denken, de derde was de eigen mentale voorbereiding van de bowlers en de vierde een controlegroep die geen specifieke taak kreeg (zie bijlage 2).

6.4.1 Methode

Proefpersonen

134 kinderen (85 jongens en 49 meisjes) vulden een vragenlijst in (zie bijlage 2) bij de kwalificatiewedstrijden voor de Nederlandse jeugdkampioenschappen bowlen, met leeftijden van gemiddeld 16,55 jaar (SD=1,49). Van deze 134 gingen 80 door naar de halve finales en 40 daarvan naar de finale. Elke ronde vulden zij een vragenlijst in. Het aantal jaren ervaring in bowlen was gemiddeld 5,92 (SD=2,41). Het pasgemiddelde (een indicator van het prestatieniveau) was 154,6 pins (SD=16,9). Het aantal deelnames aan nationale kampioenschappen was gemiddeld 1,75 keer (SD=1,57) (zie tabel 6-7).

Tabel 6-7 Kenmerken van bowlers in het natuurlijkesettingonderzoek

		Jongens		Meisjes		Totaal	
		M	SD	M	SD	M	SD
Leeftijd		16,72	1,44	16,24	1,4	16,55	1,49
Pasgemiddelde		158,1	16,8	148,7	15,7	154,6	16,9
Bowlingervaring in jaren		5,74	2,51	6,22	2,22	5,92	2,41
Aantal kampioenschappen		1,69	1,38	1,85	,87	1,75	1,57

		n	%	n	%	n	%
Totaal aantal		**85**	**63,4**	**49**	**36,6**	**134**	**100,0**
Speelhand	Links	15	18,5	4	8,2	19	14,2
	Rechts	66	81,5	45	91,8	111	82,8
Leeftijdscategorie	Aspirant (14-15 jaar)	43	50,6	32	65,3	75	56,0
	Junior (16-17 jaar)	42	49,4	17	34,7	59	44,0
Lid van nationale jeugdteam	Ja	8	9,4	10	20,4	18	13,4
	Nee	73	85,9	38	77,6	111	82,8
Behalen van halve finale	Ja	45	52,9	24	49,0	69	51,5
	Nee	40	47,1	25	51,0	65	48,5
Behalen van finale	Ja	27	31,8	13	26,5	40	29,9
	Nee	58	68,2	36	73,5	94	70,1

Procedure

In het weekend van 21 en 22 februari 1999, op de kwalificatiewedstrijden voor de Nederlandse jeugdkampioenschappen in een bowlinghal in Hoofddorp, vulde elke bowler de vragenlijst in binnen vijf minuten na het afronden van zijn of haar ronde (zie tabel 6-8). Bij het begin van het toernooi kregen de deelnemers een informatieblad waarop het doel van het onderzoek en de vrijwilligheid van deelname aan het onderzoek werd uitgelegd. Van de organisatie werden alle bowlingscores verkregen, zodat de halve finalisten bekend waren.

Tachtig kinderen gingen door naar de halve finales die zouden worden gehouden in april 1999 in dezelfde bowlinghal. Daarom was er ongeveer twee maanden tijd waarin de kinderen een aangegeven mentale vaardigheid konden oefenen. De tachtig kinderen werden verdeeld in vier groepen, elk met een verschillende mentale vaardigheid. De groepen werden samengesteld op pasgemiddelde. De taak van groep 1 was het oefenen van ademhalingsoefeningen, groep 2 moest positief denken en groep 3 moest de eigen manier van wedstrijdvoorbereiding blijven volgen. Groep 4 kreeg geen specifieke taak, omdat hun adressen niet bekend waren en hen de taak niet toegestuurd kon worden. Zij fungeerden als controlegroep. Een formulier werd toegevoegd om het thuis oefenen van de taak te controleren (voor protocollen zie bijlage 2).

Bij het tweede weekend op 24 en 25 april 1999, werden de halve finales en de finales in dezelfde bowlinghal in Hoofddorp gehouden, waar elke deelnemer de vragenlijst invulde binnen vijf minuten na het afronden van zijn of haar ronde. De halve finalisten vulden de vragenlijst één keer in, de finalisten twee keer. De scores werden verkregen van de organisatie van de Nederlandse nationale jeugdkampioenschappen. In meerdere berekeningen die volgen is het aantal bowlers soms verschillend. Dit wordt veroorzaakt door het feit dat niet in elke fase van het toernooi het nodige formulier van de bowlers ontvangen is. Het kon dus gebeuren dat van een bowler die de finale bereikte, niet alle vragenlijsten van eerder in het toernooi beschikbaar waren.

Tabel 6-8 Stellingen in vragenlijst voor vaststellen mentale concepten en subjectieve bowlingprestatievariabelen

Hoofdcategorie	Subcategorie	Stelling
Mentale concepten	Subjectief speelniveau	Ik speelde vandaag... (erg slecht tot erg goed)
	Nervositeit	Ik was vandaag nerveus
	Motivatie	Ik had zin om te bowlen vandaag
	Zelfvertrouwen	Ik geloofde in mezelf
	Juiste spanningsniveau bereiken	Ik was ontspannen op belangrijke momenten vandaag
	Concentratie	Ik kon me vandaag goed focussen
	Boosheid	Ik was boos vandaag
Subjectieve bowlingprestatie	Scoren van spares	Ik kon de spares scoren vandaag
	Subjectieve technische niveau	Ik bowlde technisch goed vandaag
	Voorkeur voor baanconditie	De baancondities waren in mijn voordeel vandaag

6.4.2 Resultaten

Bevindingen gerelateerd aan de hypothesen

> $H_0$1a: sportprestatie wordt, in de ogen van de sporter, niet beïnvloed door mentale concepten.

Deze hypothese moet gedeeltelijk verworpen worden. Sommige mentale concepten verbeteren variabelen van bowlingprestatie. De intrapersoonlijke scores werden berekend met gebruik van de werkelijke scores in de wedstrijden en het pasgemiddelde. Deze scores werden afgetrokken en gecontroleerd op individuele verschillen in bowlingniveau. Score 1 is de gemiddelde score in de series min het pasgemiddelde en wordt significant beïnvloed door het scoren van de spares, subjectief technisch niveau die dag en de voorkeur voor baancondities. Score 2 is de gemiddelde score in de halve finales min het pasgemiddelde en wordt significant beïnvloed door voorkeur voor baancondities. Score 3 is de gemiddelde score in de finale min het pasgemiddelde en wordt significant beïnvloed door subjectief technisch niveau die dag.

Tabellen 6-9, 6-10 en 6-11 tonen de significante invloeden van de mentale concepten op de objectieve en subjectieve bowlingprestatie in de series, de halve finales en de finale.

Tabel 6-9 Significante verschillen van mentale concepten op subjectieve en objectieve variabelen van bowlingprestatie in de series (n=128) met gebruik van ANOVA

Onafhankelijke variabelen	Afhankelijke variabelen			
Mentale concepten	Subjectief technisch niveau	Voorkeur voor baancondities	Scoren van spares	Intra-individuele score (score 1)
Subjectief speelniveau die dag	11,10**	10,15**	4,80**	12,62**
Nervositeit				2,68*
Motivatie	2,10*	2,55*	2,44*	
Zelfvertrouwen	7,49**	3,72*	6,92**	5,51**
Bereiken van juiste spanning	3,27*	6,94**	5,29**	6,10**
Concentratie	6,72**	7,69**	5,69**	4,57**
Boosheid		-3,98*		
Cognitieve/psychoregulatiefactor				1,80*
Spanningsfactor				1,69*

F-waarden, df = 6 *p < ,05 **p < ,001.

Interpretatie van tabel 6-9: de bowlingprestatie in de series wordt significant beïnvloed door subjectief speelniveau, nervositeit, motivatie, zelfvertrouwen, bereiken van juist spanningsniveau, concentratie en boosheid. Beide factoren van de factoranalyse beïnvloeden de intra-individuele score significant (de objectieve bowlingprestatie).

Tabel 6-10 Significante verschillen van mentale concepten op subjectieve en objectieve prestatievariabelen in de halve finales (n=57) met gebruik van ANOVA

Onafhankelijke variabelen	Afhankelijke variabelen			
Mentale concepten	Subjectief technisch niveau	Voorkeur voor baancondities	Scoren van spares	Intra-individuele score (score 2)
Subjectief speelniveau die dag		3,64*	3,97*	10,53**
Nervositeit				
Motivatie		3,22*		
Zelfvertrouwen				
Bereiken van juist spanningsniveau	2,29*			
Concentratie	5,59**	2,38*	2,38*	4,55**
Boosheid		-2,91*		
Cognitieve/psychoregulatiefactor				2,08*
Spanningsfactor				

F-waarden, df = 6, *p < ,05 **p < ,001.

Interpretatie van tabel 6-10: de bowlingprestatie in de halve finales wordt significant beïnvloed door subjectief speelniveau, motivatie, bereiken van juist spanningsniveau, concentratie en boosheid. De cognitieve/psychoregulatiefactor beïnvloedt de intra-individuele score significant (de objectieve bowlingprestatie).

Tabel 6-11 Significante verschillen van mentale concepten op subjectieve en objectieve prestatievariabelen in de finale (n=36) met gebruik van ANOVA

Onafhankelijke variabelen	Afhankelijke variabelen			
Mentale concepten	Subjectief technisch niveau	Voorkeur voor baancondities	Scoren van spares	Intra-individuele score (score 3)
Subjectief speelniveau die dag	2,65*	4,01*	4,58**	3,03*
Nervositeit				
Motivatie		4,95*		
Zelfvertrouwen	2,36*	2,87*	3,06*	4,34*
Bereiken van juist spanningsniveau	4,35*		8,97**	
Concentratie	7,77**	2,85*	13,03**	
Boosheid		-5,97**		3,08*
Cognitieve/psychoregulatiefactor				
Spanningsfactor				

F-waarden, df = 6, * p < ,05 ** p < ,001.

Interpretatie van tabel 6-11: de bowlingprestatie in de finale wordt significant beïnvloed door subjectief speelniveau, motivatie, bereiken van juist spanningsniveau, zelfvertrouwen, concentratie en boosheid. De cognitieve/psychoregulatiefactor beïnvloedt de intra-individuele score significant (de objectieve bowlingprestatie).

Voor hypothese 1a werden de correlaties berekend tussen de factoren van de mentale concepten, de variabelen van subjectieve bowlingprestatie en de intra-individuele scores (de objectieve bowlingprestatie) in de series, halve finales en finale. In de series correleerden cognitieve/psychoregulatie (factor 1) significant met subjectief technisch niveau, voorkeur voor baancondities en de intra-individuele score. Spanning (factor 2) correleerde significant met subjectief technisch niveau, voorkeur voor baanconditie en de intra-individuele score. De twee factoren correleerden niet met elkaar. In de halve finales correleerde de cognitieve/psychoregulatiefactor significant met subjectief technisch niveau, voorkeur voor baancondities en intra-individuele score. In de finale correleerde de cognitieve/psychoregulatiefactor significant met subjectief technisch niveau en intra-individuele score. Interessant is dat de correlatie tussen cognitieve/psychoregulatiefactor en intra-individuele prestatie hoger wordt naarmate het toernooi vordert.

H_o1b: sportprestatie wordt, in de ogen van de sporter, niet beïnvloed door het gebruik van mentale vaardigheden bij wedstrijdvoorbereiding en tijdens wedstrijden.

Deze hypothese moet niet worden verworpen. Mentale vaardigheden hebben geen direct effect op de bowlingprestatievariabelen. Bowlers die de finales bereikten, gebruikten mentale vaardigheden iets, maar niet significant, meer dan degenen die de finales niet bereikten.

Met gebruik van de Kruskal-Wallis-test, voor de verschillen in de mentale vaardigheden in de halve finales, werden geen significante resultaten gevonden voor de invloed op de bowlingprestatievariabelen. Met gebruik van dezelfde test was er een significante invloed van het werkelijke gebruik van de mentale vaardigheden op de voorkeur voor baancondities in de halve finales. Er is alleen een trend voor de verschillen in de mentale vaardighedengroepen op de voorkeur voor baancondities.

H_o2a: de mentale concepten worden niet beïnvloed door het gebruik van mentale vaardigheden.

Deze hypothese moet gedeeltelijk worden verworpen. Mentale vaardigheden hebben enige invloed op de correlaties tussen de mentale concepten en de bowlingprestatievariabelen.

De correlaties van de mentale concepten en de bowlingprestatievariabelen in de halve finales voor de verschillende mentale vaardigheden zijn berekend met Pearson R (zie tabel 6-12).

Tabel 6-12 Significante correlaties tussen bowlingprestatievariabelen en mentale concepten in verschillende mentale vaardighedengroepen in de halve finales met gebruik van Pearson R (p<,05)

Onafhankelijke variabelen	Afhankelijke variabelen (bowlingprestatie)			
	Het scoren van spares	Subjectief technisch niveau	Baancondities voorkeur	Intra-individuele score
Ademhalen (n=21)	Zelfvertrouwen ,52 Subjectief speelniveau ,68	Concentratie ,53		Subjectief speelniveau ,67 Concentratie ,58
Denken (n=9)	Concentratie ,65	Subjectief speelniveau ,56 Boosheid -,63	Subjectief speelniveau ,64 Motivatie ,61	Subjectief speelniveau ,57
Eigen mentale voorbereiding (n=8)	Subjectief speelniveau ,86	Ontspannen ,85	Subjectief speelniveau ,94 Boosheid -,79	Subjectief speelniveau ,92 Boosheid -,83
Controle (n=9)				

Voor de bowlers die de finales haalden, hebben dertien als mentale vaardigheid de ademhalingsoefening ontvangen, elf de positief denken vaardigheid, zes de jezelf mentaal voorbereiden op je eigen manier en zes hebben geen specifieke mentale vaardigheid ontvangen, omdat deze bowlers de controlegroep waren. Voor deze bowlers kunnen de correlaties tussen de mentale concepten en de bowlingprestatievariabelen voor de verschillende mentale vaardighedengroepen worden berekend met gebruik van Pearson R (zie tabel 6-13).

Tabel 6-13 Significante correlaties tussen bowlingprestatievariabelen en mentale concepten in verschillende mentale vaardighedengroepen in de finale, met gebruik van Pearson R (p<,05)

Onafhankelijke variabelen	Afhankelijke variabelen (bowlingprestatie)			
	Het scoren van spares	Subjectief technisch niveau	Baancondities voorkeur	Intra-individuele score
Ademhalen (n=13)	Zelfvertrouwen ,73 Ontspannen ,74 Concentratie ,81	Concentratie ,74 Subjectief speelniveau ,85		Ontspannen ,91 Subjectief speelniveau ,88 Concentratie ,96
Denken (n=11)		Concentratie ,76	Ontspannen ,90	
Eigen mentale voorbereiding (n=6)			Subjectief speelniveau ,88 Concentratie ,93	
Controle (n=6)		Subjectief speelniveau ,80	Concentratie ,88	Motivatie ,90

H_o4: de mentale concepten zijn niet verschillend tussen bowlers die de finale halen en zij die ze niet halen.

Deze hypothese moet worden verworpen. Er zijn significante verschillen in de mentale concepten tussen bowlers die de finale halen en zij die deze niet halen.

Bowlers in de finale verschillen significant van bowlers die niet in de finale zitten op subjectief speelniveau, zelfvertrouwen, bereiken van het juiste spanningsniveau en concentratie. Bowlers in de halve finales verschillen significant van bowlers die niet in de halve finale zitten op subjectief speelniveau, zelfvertrouwen, bereiken van het juiste spanningsniveau en concentratie. Bowlers die doorgingen van de halve finales naar de finale verschillen significant van bowlers die niet in de finale zitten op subjectief speelniveau, zelfvertrouwen en concentratie.

Het bereiken van de halve finale wordt ook significant beïnvloed door het subjectief speelniveau, nervositeit, het bereiken van het juiste spanningsniveau, concentratie, subjectief technisch niveau en cognitieve/psychoregulatiefactor. Het bereiken van de finale wordt significant beïnvloed door de cognitieve/psychoregulatiefactor ($F=9,05$; $p<,001$; $df=1$).

Er zijn ook logische significante verschillen in bowlingprestatie. Bowlers in de finale verschillen significant van bowlers die niet in de finale zitten op subjectief technisch niveau, voorkeur voor baancondities en de intra-individuele score. Bowlers in de halve finales verschillen significant van bowlers die niet in de halve finale zitten op het scoren van spares, subjectief technisch niveau en voorkeur voor baancondities. Bowlers die doorgingen van de halve finales naar de finale verschillen significant van bowlers die niet de finale halen op voorkeur voor baancondities. Het bereiken van de halve finales wordt ook significant beïnvloed door voorkeur voor baancondities. Het bereiken van de halve finales wordt ook beïnvloed door kenmerken van de sporters. Significante invloeden zijn leeftijd, het aantal jaren ervaring in bowlen, een speler zijn van het nationale jeugdteam en het aantal eerdere nationale kampioenschappen.

Aanvullende bevindingen

In de berekeningen van correlaties kwamen enkele interessante bevindingen naar voren. Er komen zes significante correlaties naar voren in de drie wedstrijden:

1 subjectief speelniveau met intra-individuele score;
2 subjectief speelniveau met concentratie;
3 subjectief speelniveau met subjectief technisch niveau;
4 subjectief speelniveau met voorkeur voor baancondities;
5 concentratie met het bereiken van het juiste spanningsniveau;
6 concentratie met subjectief technisch niveau.

De conclusie kan zijn dat alle concepten sterker worden ervaren in de finale, vergeleken met de halve finales en de series en dat is waarom de correlaties zoveel sterker zijn in aantal.

Van de bowlers die de finale haalden kan een vergelijking gemaakt worden tussen hun scores op de mentale concepten en de correlaties tussen deze concepten. Van de 40 bowlers in de finale waren van 34 alle scores van de series bekend, van 35 die van de halve finale en van 36 die van de finale. Het doel van deze berekening was het bekijken van de consistentie in correlaties en het aantal significante correlaties bij dezelfde personen. De correlaties zijn niet consistent. Het grootste verschil is het aantal significante correlaties. Respectievelijk worden negen, tien en negentien significante correlaties bij dezelfde groep bowlers gevonden, waarvan respectievelijk drie, zes en twaalf significant waren op ,001 niveau. Twee correlaties zijn significant in de series, halve finale en finale: het bereiken van het juiste spanningsniveau met subjectief technisch niveau en concentratie met subjectief speelniveau. De conclusie is dat de correlaties tussen mentale concepten hoger worden bij de bowlers naarmate ze dichterbij de finale komen.

Opmerkelijk is dat zelfs wanneer dezelfde bowlers gebruikt worden in een onderzoek, er verschillen in significante correlaties worden gevonden. Dit kan betekenen dat het stadium of het niveau van het toernooi of de wedstrijd niet alleen verschilt bij de individuele sporter (wat bekend is van het werken met individuele topsporters) maar ook bij een groep sporters.

Een andere aanvullende bevinding verschijnt in de verschillen tussen de mentale concepten in de single- en dubbelwedstrijden. Op de eerste dag van de kwalificatiewedstrijden presteerden de bowlers niet alleen in hun singlewedstrijden maar ook in dubbelwedstrijden. In de vragenlijst (zie bijlage 2) werd gevraagd naar de mentale concepten voor zowel de singles als de dubbels. De bowlers waren significant nerveuzer en bozer in de singles, geconcentreerder in de dubbels. Zij scoorden de spares significant meer in de dubbels en hun subjectief technisch niveau was beter in dubbels.

6.5 SAMENVATTINGEN EN DISCUSSIES

6.5.1 Samenvatting en discussie van sportprestatie

De twee onderzoeken laten zien dat dezelfde mentale concepten sportprestatie beïnvloeden: zelfvertrouwen, het bereiken van het juiste spanningsniveau, concentratie (omgaan met moeilijke omstandigheden) en het verklaren van prestaties.

■ De *uitvoering van bewegingen* wordt significant beïnvloed door zelfvertrouwen, zelfkennis, realistische gedachten, het NOC*NSF, de eigen trainer en sekse.

■ *Het eigen beste niveau* wordt significant beïnvloed door het bereiken van het juiste spanningsniveau, omgaan met omstandigheden, het aantal jaren actief zijn in de sport, het aantal jaren ervaring met mentale training, fase in carrièreniveau van competitie, de sportpsycholoog, vertrouwen in de sportpsycholoog en cassettebandjes met mentale vaardigheden.

- Het bereiken van *betere resultaten in wedstrijden* wordt significant beïnvloed door zelfvertrouwen, bereiken van het juiste spanningsniveau, doelen stellen, verbeelding van fysieke vaardigheden en verbeelding van emoties.

Sportprestatie is het meest afhankelijk van het bereiken van het juiste spanningsniveau, zelfvertrouwen en omgaan met omstandigheden. Wanneer een sporter de juiste mate van spanning heeft, wanneer hij vertrouwen in zichzelf heeft en wanneer hij in staat is om te gaan met de omstandigheden, kan de voorspelling dat hij goed zal presteren gerechtvaardigd worden. Alledrie de sportprestatievariabelen zijn significant beter na MTP. Concluderend kan vanuit het retrospectieve onderzoek gesteld worden dat het MTP effectief is voor het verbeteren van sportprestaties. Het gebruik van mentale vaardigheden in wedstrijdvoorbereiding en wedstrijden heeft een significante invloed op het verbeteren van sportprestaties. Deze bevinding wordt gesteund door verschillende onderzoeken, zoals Andersen (2000), Lloyd & Trudel (1999), Williams & Krane (2001), Orlick & Partington (1988), Gould e.a. (1992a, 1992b).

- De *objectieve bowlingprestatie* (de intra-individuele score) wordt significant beïnvloed door het subjectieve speelniveau, nervositeit, zelfvertrouwen, bereiken van het juiste spanningsniveau en concentratie. *Subjectief technisch niveau* wordt significant beïnvloed door subjectief speelniveau, motivatie, zelfvertrouwen, bereiken van het juiste spanningsniveau en concentratie.
- *Voorkeur voor baancondities* ('de baancondities waren in mijn voordeel vandaag') wordt significant beïnvloed door subjectief speelniveau, motivatie, zelfvertrouwen, bereiken van het juiste spanningsniveau, concentratie en boosheid (negatief).
- Het *scoren van spares* wordt significant beïnvloed door subjectief speelniveau, motivatie, zelfvertrouwen, bereiken van het juiste spanningsniveau en concentratie. Bowling is een zogenoemde concentratiesport. Wanneer de bowler gefocust is op de taak, verbeteren de drie variabelen van bowlingprestatie.

Williams & Krane (2001) concludeerden dat een goede wedstrijdroutine en wedstrijdplannen, hoge niveaus van motivatie en betrokkenheid, vaardigheden voor het omgaan met afleiding en onverwachte gebeurtenissen, verhoogde concentratie, een grote mate van zelfvertrouwen, zelfregulatie van spanning, doelen stellen en verbeelding geassocieerd worden met topprestatie. De bevindingen in dit onderzoek zijn consistent met de genoemde resultaten.

6.5.2 Samenvatting en discussie van de mentale concepten
- *Motivatie* wordt significant beïnvloed door ontspanning. Motivatie wordt niet beïnvloed door doelen stellen, zoals men zou verwachten. Dit kan verklaard worden door het hypothetische model zo te gebruiken dat ontspanning het activatieniveau beïn-

vloedt en dat daardoor de motivatie verbetert. Een andere verklaring kan liggen in de vraag hoe goed men zichzelf kan motiveren voor belangrijke wedstrijden. In het Nederlands kan dit opgevat worden als het zichzelf oppeppen voor een wedstrijd. Daarbij is de invloed van ontspanning meer consistent.

- Het *bereiken van het juiste spanningsniveau* wordt beïnvloed door ontspanning en realistische gedachten. Het kan zo zijn dat de realistische gedachten een invloed hebben op het spanningsniveau doordat veranderde cognities het activatieniveau veranderen.
- Het *omgaan met afleiding* wordt niet beïnvloed door enige mentale vaardigheid. Het kan zijn dat omgaan met afleiding of gefocust zijn een combinatie is van de drie entiteiten en dat de mentale vaardigheden het omgaan met afleiding niet direct beïnvloeden.
- *Zelfvertrouwen* wordt significant beïnvloed door verbeelding van emoties, realistische gedachten, doelen stellen en zelfspraak bij fysieke vaardigheden.
- *Verklaren van prestaties* wordt significant beïnvloed door ademhalen, verbeelding van emoties, realistische gedachten en zelfspraak bij fysieke vaardigheden. Ademhalen zou een invloed kunnen hebben op de uitleg van prestatie omdat het lagere activatieniveau de mogelijkheid vergroot om de prestatie te ervaren zoals die werkelijk is zonder vervorming door stressvolle herinneringen.
- *Omgaan met omstandigheden* wordt niet beïnvloed door enige mentale vaardigheid. Voor het omgaan met omstandigheden kan hetzelfde gelden als voor omgaan met afleiding.
- *Kennis van psychologische processen* wordt significant beïnvloed door ademhalen, ontspanning, verbeelding van fysieke vaardigheden en emoties, zelfspraak bij fysieke vaardigheden en emoties, realistische gedachten en doelen stellen.
- *Zelfkennis* wordt significant beïnvloed door ademhalen, ontspanning, verbeelding van fysieke vaardigheden en emoties, realistische gedachten en doelen stellen.

De mentale concepten van succesvolle bowlers (die de finale halen) zijn significant beter dan die van minder succesvolle bowlers. Bowlers die beter scoren op concentratie, zelfvertrouwen, bereiken van het juiste spanningsniveau en boosheid (negatief), presteren beter. De mentale concepten kunnen voorspellen of een bowler zich plaatst voor de halve finales of niet.

Voor de vier groepen mentale vaardigheden hebben de mentale concepten verschillende correlaties met de bowlingprestatievariabelen. In de halve finales bestaan vijf significante correlaties voor de ademhalingsgroep; zeven voor de denkgroep; zes voor de eigen mentale voorbereidingsgroep; en geen voor de controlegroep. In de finale bestaan acht significante correlaties voor de ademhalingsgroep; twee voor de denkgroep; twee voor de eigen mentale voorbereidingsgroep; en drie voor de controlegroep. Er kan voorzichtig vastgesteld worden dat in de finale, de ademhalingsvaardigheden hogere correlaties geven tussen mentale concepten en bowlingprestatie.

Orlick & Partington (1988) ontdekten dat de capaciteit om aandacht te richten en prestatieverbeelding te controleren, door sporters genoemd werden als variabelen die gerelateerd zijn aan topprestatie. Gould e.a. (2002) ontdekten dat in de perceptie van olympische coaches de prestatie van sporters beïnvloed wordt door vertrouwen, zelfbeheersing, tactische aanpassing, een plan hebben en voorbereid zijn op het omgaan met afleiding en erin geloven dat er een reële kans is een medaille te halen. Zij ontdekten ook variabelen waarvan de coach dacht dat ze invloed hebben op de prestatie van de sporters tijdens de Olympische Spelen. Het hebben van een positieve teamleider, sterke teamchemie en cohesie, het hebben van een positieve coach-sporterrelatie (alledrie teamgerelateerd), positieve steun van familie en vrienden, pogen kaartjes te krijgen voor familie en vrienden, proberen tijd door te brengen met familie en vrienden (alledrie familiegerelateerd), aanwezigheid van ongelooflijk luide en enthousiaste toeschouwers/menigte, openingsceremonie die te dicht op de wedstrijd zit, afleiding door aanwezig te zijn in het olympisch dorp en toegang tot een sportpsycholoog (alle vier omgevingsgerelateerd), werden gerapporteerd als invloedrijke variabelen. Zij concluderen:

> 'De olympische coaches van Atlanta en Nagano zagen dat een groot aantal variabelen zowel de prestatie van hun sporters en teams beïnvloeden, als de effectiviteit van hun eigen coaching. De rol van psychologische variabelen werd gezien als zeer opvallend en bekrachtigt de behoefte voor psychologische training en ondersteunende service voor zowel olympische sporters als hun coaches. De sportpsychologische gemeenschap moet daarom een belangrijkere rol spelen in de voorbereiding van olympische sporters en coaches.' (Gould e.a. 2002, pag. 248)

Samenvatting en discussie van aanvullende factoren

■ *Het gebruik van mentale vaardigheden in wedstrijden* wordt significant beïnvloed door de mening over mentale training vóór het MTP, de mening over mentale training na het MTP, de sportpsycholoog, boeken over mentale training, vrienden/partners en de bewustwording dat mentale training een standaardonderdeel van de training is.

■ *De tijd gewijd aan ademhaling* wordt significant beïnvloed door de mening over mentale training na het MTP, de sportpsycholoog, gesprekken met andere sporters, cassettebandjes met mentale vaardigheden, de bewustwording dat mentale training een standaardonderdeel van de training is, het vertrouwen in de sportpsycholoog, de positieve mening van belangrijke anderen en het besluit om naar de sportpsycholoog te gaan.

■ *Ontspanning* wordt significant beïnvloed door de mening over mentale training na het MTP, fase in carrière, het moment van het MTP, de arts en de bewustwording dat mentale training een standaardonderdeel van de training is.

■ *Verbeelding van fysieke vaardigheden* wordt significant beïnvloed door de mening over mentale training na het MTP, het soort MTP, boeken over mentale training, de fysiotherapeut, de bondscoach, de persoonlijkheid van de sportpsycholoog en de bewust-wording dat mentale training een standaardonderdeel van de training is.

■ *Verbeelding van emoties* wordt significant beïnvloed door de mening over mentale training na het MTP, het moment van het MTP en de sportpsycholoog.

■ Het *gebruik van realistische gedachten* wordt significant beïnvloed door de mening over mentale training na het MTP en het leren van andere methoden naast het MTP.

■ *Doelen stellen* wordt significant beïnvloed door leeftijd, fase in carrière, gesprekken met andere sporters, vertrouwen in de sportpsycholoog en het leren van andere methoden naast het MTP.

■ *Zelfspraak bij fysieke vaardigheden* wordt significant beïnvloed door het soort MTP.

■ *Zelfspraak bij emotie* wordt niet beïnvloed door enige aanvullende factoren. Het moment, het soort en de plaats van het MTP hebben een significante invloed op het gebruik van mentale vaardigheden voor het MTP. Dit kan worden uitgelegd door de ver-anderde interpretatie van de prestaties in de periode voor het MTP. Tijdens individuele sessies op afspraak in het kantoor van de sportpsycholoog kan het idee ontstaan dat de sporter meer mentale vaardigheden heeft gebruikt dan hij dacht te hebben gebruikt. Daarom kan een veranderde interpretatie van de prestatie ontstaan.

In het natuurlijkesettingonderzoek correleert het gebruik van mentale vaardigheden in de halve finale met speler zijn van het nationale team, het bereiken van de finale, motivatie en zelfvertrouwen. Het gebruik van de mentale vaardigheden in de finale correleert met leeftijd, het aantal jaren bowlingervaring, subjectief speelniveau in de finale, motivatie en concentratie. Voor het gebruik van mentale vaardigheden kan het natuurlijkesettingonderzoek alleen verklaringen geven over trends. Er is een trend ten opzichte van de effectiviteit van het gebruik van mentale vaardigheden naar de men-tale concepten. Het gebruik van aangereikte mentale vaardigheden in de halve finale en in de finale beïnvloedt de voorkeur voor baancondities significant. Dit kan beteke-nen dat de mening over de baancondities positief beïnvloed wordt door het gebruik van mentale vaardigheden in wedstrijden. Er werd geen verschil gevonden voor zowel het gebruik van de ademhalingsvaardigheid, de denkvaardigheid of de eigen mentale voorbereiding op de mentale concepten.

De bevindingen voor de aanvullende factoren zijn consistent met de resultaten van een paar andere onderzoeken. Lloyd & Trudel (1999) onderzochten de verbale instructie tussen een hoogwaardige mentale trainingsspecialist (Terry Orlick) en topsporters.

Hun doel was tweeledig:

1 het beschrijven van het proces en het identificeren van de inhoud van verbale interacties tussen de sportpsycholoog en sporters tijdens tien sessies;

2 het vergelijken van de geanalyseerde sessies met de door de specialist gepubli-ceerde benadering van mentale training.

Vier informatiebronnen werden gebruikt:

- analyse van het verbale interactieproces tijdens de sessies;
- analyse van de inhoud van de sessies;
- analyse van Orlicks artikelen;
- interviews met de specialist en de sporters.

Zij gebruikten hiervoor het systeem van Flanders (1966) dat drie soorten verbale interactie onderscheidt. Ten eerste de spreek-indirectinvloed van de specialist (accepteer gevoelens, prijzen, gebruik ideeën van de sporter, stel vragen, leg verbanden). Ten tweede, de spreek-directinvloed van de specialist (aanwijzingen geven, uitleggen). En ten derde, de sporter spreekt (antwoord, initieer, leg verbanden, trek in twijfel en stilte). De resultaten waren: het praten van de specialist 39,9% (waarvan 20,3% indirect en 19,6% direct), het praten van de sporter 59,3% en stilte 0,7%. Uitleggen, antwoorden en initiëren zijn de meest frequente vormen van interactie. De inhoud van de sessies omvatte het raamwerk van Orlick ('the wheel of excellence') en verscheidene andere kwesties: betrokkenheid, geloof, volledige focus, positieve beelden, mentale voorbereiding, afleidingscontrole, opbouwende evaluatie en fysieke elementen, blessure, emoties (negatief/positief), competitie, tegenstanders, balans, coaches, scheidsrechters/officials, familie/partner, transitie (stoppen met sporten), uitkomst, intensiteit (hoog of laag), geld en materialen.

De belangrijkste conclusies over het verbale interactieproces: volg de leidraad van de sporter, wees een goede luisteraar en respecteer inbreng van de sporter, beheers de toegepaste kennis van de sportpsychologie, wees attent, beantwoord de individuele behoeften, heb goede interactieve vaardigheden en toon interesse (*care*). De meest gemeten verbale gedragingen wijzen aan dat de sporters het grootste deel van de sessie aan het woord waren. Wanneer de specialist sprak deelde hij meestal zijn toegepaste sportpsychologische kennis. De inhoud van de sessie was direct gerelateerd aan de behoefte van de sporter op een bepaalde dag. Deze sportergecentreerde benadering van adviseren werd hoogstwaarschijnlijk ontwikkeld door de opeenstapeling van de 25 jaar adviseringservaring van de specialist. Een beginnend sportpsycholoog zal waarschijnlijk de neiging hebben zelf de inhoud van de sessie te bepalen – dat wil zeggen een vooraf vastgestelde volgorde aanhouden – terwijl deze specialist leek te vertrouwen op zijn intuïtie om een mentale trainingsstrategie toe te passen die het best past bij de behoefte van elke sporter.

Dit is een aansprekend voorbeeld van MTP en de interactie tussen sporter en sportpsycholoog daarbij. Het ondersteunt de bevindingen uit het retrospectieve onderzoek aangaande de rol van de sportpsycholoog.

Er zijn ook andere voorbeelden. In zijn boek beschrijft Goldberg (1998) een mentale-trainingsprogramma in tien stappen. Dit is een goed beschreven MTP voor het omgaan met vormverlies (dips). Er is echter weinig informatie over de interactie tussen de sportpsycholoog en de sporter, er worden weinig voorbeelden gegeven en het is niet duidelijk of Goldberg werkelijk met deze sporters heeft gewerkt of zijn informatie ergens anders vandaan heeft. Dit is een probleem waar ik vaak tegenaan loop. Eigenlijk zijn er veel boeken die een MTP beschrijven voor het verbeteren van sportprestaties (bijvoorbeeld Orlick 1998; Williams 1986), maar er wordt niet vaak gevonden of het echt werkt.

Petitpas (2000) vermeldt enkele voorbeelden van de interactie tussen de sportpsycholoog en de sporter. Hij noemt het de Littlefoot-benadering voor sportadvies. Dit bestaat uit tien overtuigingen en richtlijnen die de dynamiek in de werkrelatie tussen de sportpsycholoog en de sporter helpen begrijpen en een raamwerk bieden voor evaluatie van kwaliteit van de samenwerking. Ik geef hier een kort overzicht van deze benadering:

- begrijp het probleem voordat je het probeert op te lossen;
- wees nieuwsgierig en voorkom lezen van gedachten;
- ga stap voor stap; bemoedig maar voorkom veroordelen;
- luister voor de 'maar';
- leg twijfel in de twijfels;
- sporters brengen je terug waar zij geloven te moeten zijn;
- erken de moeilijkheid van het veranderingsproces;
- houd rekening met stilstand en terugval;
- train op generalisatie.

Deze richtlijnen zijn consistent met de beschrijving van de belangrijkste kwesties in de werkrelatie tussen de sportpsycholoog en de sporter, zoals beschreven in hoofdstuk 4. Het komt overeen met de bevindingen van dit onderzoek.

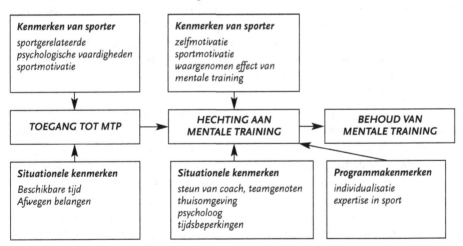

Figuur 6-5 Inleidend model voor de verklaring van hechting aan mentale vaardigheidstraining van Bull

Bull (1991) stelt een model voor, voor de toegang, hechting en aanhouden van mentale training (zie figuur 6-5). Het huidige onderzoek toont meer factoren die invloed hebben op de hechting aan en de effectiviteit van een mentale-trainingsprogramma.

Enkele algemene interpretatieproblemen zullen worden opgesomd. Anders dan werkelijke veranderingen zijn er andere mogelijke verklaringen voor de bevindingen.

- *Therapeuteffect*

Sporters die de vragenlijst terugstuurden waren positief over mij. Degenen die dat niet deden waren dat misschien niet. Dit kan een niet-realistisch beeld geven, alhoewel het antwoordpercentage 58% was.

- *Effectveranderingen*

Wanneer de omgeving van de sporter verandert (bijvoorbeeld bij verandering van trainer of bij een nieuwe sponsor), dan zou dit een groter effect op de sporter kunnen hebben dan de methoden van mentale training (desalniettemin verandert de cognitieve structuur). Wanneer iemand aan de grond zit, kan de enige verandering uiteraard een verbetering zijn. Het aantal sporters is in dit onderzoek groot genoeg om dit probleem op te lossen.

- *Veranderde interpretatie*

De mening over wat gebeurde voor en tijdens de mentale training wordt beïnvloed door succes of falen na het MTP. Verklaard wordt waarom spanningsvaardigheden en concentratievaardigheden voor het MTP af kunnen hangen van het moment en de vorm (individueel of in een groep) van mentale training. Ook wordt verklaard waarom spanningsvaardigheden voor de mentale training afhangen van de plaats van het MTP. Logischerwijs is het onmogelijk dat een gebeurtenis die plaatsvindt na het MTP een effect heeft op de periode voor de MTP. Een verklaring kan zijn dat deze sporters al eigen mentale vaardigheden gebruikten en dat dit statistisch gerelateerd was aan de vorm, het moment en de plaats van de MTP. Dit brengt een veranderde interpretatie van de periode voor het MTP met zich mee. De sporters denken terug aan die tijd met de bewustwording dat de (wellicht niet bewust) gebruikte vaardigheden blijkbaar effectief waren voor verbetering van hun prestatie.

- *Selectie of aanpassing*

Een algemeen probleem met effectveranderingen is de vraag of de veranderingen een gevolg zijn van een aanpassing in het gedrag van de persoon of dat dit gedrag al vooraf was vastgesteld vanwege de soort personen. Bijvoorbeeld, waren de sporters positiever over de mentale training na het MTP vanwege het programma zelf of waren zij sowieso positiever omdat zij de moeite namen om de vragenlijst in te vullen.

Mijn conclusie voor de effectveranderingen: de vier mogelijke effectveranderingen worden deels gecontroleerd in deze onderzoeken, zodat gesteld kan worden dat de bevindingen hoogstwaarschijnlijk niet toe te schrijven zijn aan andere veranderingen dan die in de sporter zelf. In hoofdstuk 7 zullen de sterke punten en de beperkingen van de twee onderzoeken afzonderlijk worden besproken.

7 Conclusies en implicaties

In dit hoofdstuk zullen de conclusies van de bevindingen van het reductiemodel en het hypothetische model gepresenteerd worden. Ten tweede worden de sterke punten en de beperkingen van de onderzoeken besproken. Daarna worden de implicaties voor de sport en de wetenschap gepresenteerd.

7.1 ALGEMENE CONCLUSIES

In het algemeen is de conclusie van het retrospectieve onderzoek dat mentale training een positief effect heeft op wedstrijdresultaten, het beste eigen niveau en uitvoering van bewegingen. De conclusie van het natuurlijkesettingonderzoek is dat bowlers met betere cognitieve vaardigheden, hogere intra-individuele scores behalen (beste eigen niveau) en een grotere kans hebben om de halve finale en de finale te bereiken (wedstrijdresultaten). Beide onderzoeken laten zien dat verbeterde mentale concepten sportprestaties verbeteren. Zij laten ook zien dat mentale vaardigheden, die worden gebruikt in de wedstrijdvoorbereiding en tijdens wedstrijden, leiden tot effectievere mentale concepten. Daarop aansluitend laat het retrospectieve onderzoek zien dat er aanvullende factoren zijn die het gebruik van mentale vaardigheden in wedstrijdvoorbereiding en wedstrijden beïnvloeden.

7.2 CONCLUSIES VAN HET REDUCTIEMODEL

Het reductiemodel suggereert dat de cognitieve structuur (de interne en externe percepties, de ideeën en meningen) de interfererende processen binnen de uitvoering van de aangeleerde bewegingen beïnvloedt. Aangestipt moet worden dat de cognitieve structuur in de leerfase een rol heeft in de ontwikkeling van bewegingen en vaardigheden. Bij de topsporters (dat wil zeggen sporters met goed ontwikkelde bewegingen) heeft de cognitieve structuur meer invloed op de interfererende processen dan op de ontwikkeling van de bewegingsschemata. De interfererende processen kunnen samengevat worden als de mentale concepten die zowel een positief of negatief als een kleine of grote invloed kunnen hebben op de bewegingsschemata en de uitvoering van bewegingen. De interfererende processen kunnen veranderd worden door de cognitieve structuur. Het mentale-trainingsprogramma verandert de cognitieve structuur. Wanneer het idee, de mening of gedachten over de vaardigheden van mentale training veranderen, vermindert dit de invloed van de interfererende processen en verbetert daarmee de sportprestatie. Mentale vaardigheden hebben zelf geen directe rol in de verbetering van sportprestaties.

In het reductiemodel wordt aangenomen dat het mentale-trainingsprogramma (bestaande uit mentale vaardigheden en de interactie) de cognitieve structuur verandert. Echter, de sportsetting moet ook meegenomen worden als mogelijke factor voor verandering. Bijvoorbeeld, wanneer de spelregels voor kwalificatie voor een belangrijk toernooi worden veranderd, kan dit de motivatie van een sporter om ervoor te gaan of niet, veranderen. Dus zou het model moeten worden aangepast, in de zin dat naast het mentale-trainingsprogramma sommige eisen of regels die buiten de sporter liggen (omgevingssituatie) de cognitieve structuur kunnen veranderen (zie figuur 7-1).

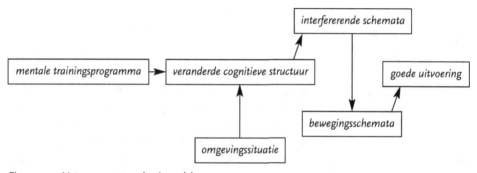

Figuur 7-1   Het aangepaste reductiemodel

Het bewijs uit deze onderzoeken ondersteunen het idee van de verminderde invloed van de interfererende processen. Het verklaart nog niet hoe deze veranderingen plaatsvinden. Hiervoor kan het hypothetische model gebruikt worden.

7.3 CONCLUSIES VAN HET HYPOTHETISCHE MODEL

Hoe kan het effect van het mentale-trainingsprogramma verklaard worden door middel van het hypothetische model? Het retrospectieve en het natuurlijkesetting-onderzoek tonen aan dat sportprestatie het meest afhangt van zelfvertrouwen, het bereiken van het juiste spanningsniveau en het omgaan met omstandigheden. Deze mentale concepten worden beïnvloed door de volgende mentale vaardigheden:

- verbeelding van emoties;
- realistische gedachten;

- doelen stellen;
- zelfspraak bij fysieke vaardigheden;
- ontspanning.

Deze mentale vaardigheden kunnen worden verbonden aan de belangrijkste concepten van het hypothetische model. Verbeelding van emoties kan worden geassocieerd met emotie, stimulusherkenning en aanpassing. Realistische gedachten kunnen worden geassocieerd met cognitie. Doelen stellen kan worden geassocieerd met cognitie in relatie met emotie en activatie en antwoordselectie. Zelfspraak bij fysieke vaardigheden kan worden geassocieerd met stimulusherkenning, antwoordselectie en aanpassing. En ten slotte kan ontspanning geassocieerd worden met activatie. Er kan worden geconcludeerd dat het effect van een mentale-trainingsprogramma kan worden verklaard door het hypothetische model. Voor sporters veelvoorkomende moeilijke en stressvolle sportsituaties kunnen worden beschreven en verklaard door het model.

In hoofdstuk 1 werd effectief sportgedrag in een notendop besproken: het juiste doen op het juiste moment en op de juiste manier. Dit vereist een effectieve samenwerking tussen de concepten in het hypothetische model. Wanneer deze efficiënt samenwerken, kunnen de aangeleerde bewegingsschemata zich openbaren. Het juiste doen staat in verband met de omgeving en de taak, het op het juiste moment doen staat in verband met cognitie, emotie en/of activatie en het op de juiste manier doen staat in verband met antwoordselectie, aanpassen en programmeren. Deze onderzoeken laten zien dat cognitie, emotie en activatie, als belangrijkste concepten in het hypothetische model, beïnvloed kunnen worden door mentale vaardigheden of aanvullende factoren.

7.4 STERKE PUNTEN EN BEPERKINGEN

Dit onderzoek heeft, zoals alle onderzoeken, sterke punten en beperkingen. Over het algemeen is het effect van het MTP meetbaar door:
1 bewegingen, een betere uitvoering van bewegingen (bijvoorbeeld met videoanalyse);
2 zelfrapportage (bijvoorbeeld met vragenlijsten);
3 prestatie (met werkelijke afstand, tijd, score, winst, verlies, enzovoort).

In zowel het retrospectieve en het natuurlijkesettingonderzoek, maten de zelfrapportages en de prestatie gewoonlijk het effect van het MTP. De uitvoering van bewegingen werd subjectief berekend door middel van een vragenlijst. Het was niet mogelijk video's te maken en ervaren coaches de sporters uitvoeringen van de bewegingen te laten beoordelen. In toekomstig onderzoek kan dit worden aanbevolen, omdat een betere uitvoering van fysieke vaardigheden de hoofdoorzaak is van betere prestatie van sporters.

Nitsch (1997) vermeldt dat ideeën over informatieverwerking in menselijk gedrag het onderzoek enige tijd hebben gedomineerd. Zijn grootste bezwaar tegen deze theorieën is dat ze de persoon en de omgeving als tegenovergestelden beschouwen. Hij stelt voor niet meer onderzoek te doen, maar een ander soort onderzoek te doen. Hij stelt voor dat grondig onderzoek zou moeten bestaan uit:

1   een laboratoratoriumsetting;
2   een praktijksetting;
3   een computersimulatie.

In dit onderzoek wordt één hiervan gebruikt, het praktijkonderzoek. Er is geen laboratoriumsetting gebruikt met gecontroleerde omgeving en gecontroleerde variabelen. Er waren twee soorten praktijksettings, het retrospectieve en het natuurlijkesettingonderzoek. Er werd geen computersimulatie gebruikt.

7.4.1 Retrospectief onderzoek

Het sterkste punt van het retrospectieve onderzoek is de toegang tot topsporters. De meeste onderzoeken (zie Greenspan & Feltz 1989) op het gebied van de effecten van de verschillende mentale vaardigheden of mentale training worden gedaan met andere proefpersonen, zoals sporters in het middelbaar of hoger onderwijs ('college athletes'). Met het over de hele wereld meer en meer inhuren van sportpsychologen voor nationale teams op WK- en olympisch niveau, hebben wij meer kwalitatieve onderzoeken nodig met sporters op het hoogste niveau.

In het retrospectieve onderzoek is de belangrijke beperking dat het onderzoek plaatsvond op een retrospectieve manier. Sporters moesten terugdenken aan de periode voor en na het mentale-trainingsprogramma. Eerder onderzoek over geheugen (Wagenaar 1988) vertelt ons dat een herinnering niet altijd conform de realiteit is. Dit kan de verklaring zijn voor het vermelden van effect van mentale training *voordat* het MTP plaatsvond. Dit betekent dat de sporters de periode voor het MTP herinterpreteerden. Het kan zijn dat sommige sporters een aanleg hadden voor de effectiviteit van een MTP.

Een andere beperking is dat de proefpersonen alleen sporters waren die met mij hebben gewerkt. Er was geen vergelijking met sporters die met andere sportpsychologen werkten, alhoewel dit wel vermeld is in de vragenlijst. Dit was te wijten aan praktische zaken als het geen toegang hebben tot persoonlijke gegevens, zoals adressen van andere sporters. In verder onderzoek zouden verschillende sportpsychologen betrokken moeten worden zodat statistische vergelijkingen gemaakt kunnen worden.

In de vragenlijst is een fout gemaakt bij de vraag over ervaring met mentale training. Dit werd gevraagd door middel van perioden in jaren (van 0-2, 3-5, enzovoort). Dit hielp niet veel omdat het niet duidelijk was hoe vaak de sporter contact met mij had, individueel of in groepsverband. Daarom had de vraag moeten zijn: 'hoeveel sessies mentale training heb je gehad?' Desalniettemin geeft deze variabele enkele significante resultaten.

Een andere beperking is de relatief lage KMO-waarde* van de factoranalyse. De factoren kunnen afgeleid worden van de ruwe variabelen, maar de resultaten moeten voorzichtig geïnterpreteerd worden.

7.4.2 Natuurlijkesettingonderzoek

Het sterkste punt van het natuurlijkesettingonderzoek is dat het plaatsvond in een natuurlijke omgeving voor de bowlers: een bowlinghal gedurende een Nederlands jeugdkampioenschap. Vaak worden onderzoekers niet toegelaten onderzoek te doen *tijdens* een (inter)nationaal kampioenschap. In dit onderzoek bij twee gelegenheden, de kwalificatiewedstrijden en de finales, zijn de bowlers getest in dezelfde bowlinghal.

In het natuurlijkesettingonderzoek is de belangrijkste beperking dat de interventie van mentale vaardigheden niet gecontroleerd kon worden. In de periode tussen februari en april 1999 moesten de bowlers de mentale vaardigheden oefenen en om dat te controleren ontvingen zij een formulier waarop zij konden aangeven of zij geoefend hadden (zie bijlage 2). In april kreeg ik 5 formulieren retour van de ongeveer 60 formulieren die waren uitgedeeld. Daarom kan ik niets serieus concluderen over het effect van de mentale vaardigheden die zij zouden moeten hebben geoefend.

Een andere beperking was dat niet alle finalisten betrokken zijn bij het onderzoek, omdat sommigen de vragenlijst bij de voorwedstrijden niet hadden ingevuld of vanwege onvolledige gegevens. Sommigen vulden de vragenlijsten niet volledig in na de halve finales, anderen pas na de finale. Daarom verschilt het aantal gebruikte proefpersonen bij de vergelijking van dezelfde bowlers in sommige berekeningen.

Het oorspronkelijke idee was het onderzoeken of een grote groep bowlers, na het ontvangen van verschillende mentale vaardigheden om thuis te oefenen, anders presteerde in de volgende fase van het toernooi. Het bleek erg moeilijk alle betrokken factoren te controleren. Niet alle adressen van de bowlers waren bekend en daarom konden zij niet allemaal bereikt worden met de brief over mentale vaardigheden. Zij werden de controlegroep. Maar wat kan de status van de controlegroep zijn? Er was onzekerheid of zij zelf al mentale vaardigheden gebruikten of enig andere vaardigheid tijdens bowlingwedstrijden. Een ander controleprobleem was de derde mentale vaardigheidsgroep. Zij hebben de taak de mentale voorbereiding te gebruiken zoals zij altijd deden. Ook hier werd het soort mentale vaardigheid dat zij gebruikten in de wedstrijdvoorbereiding niet gecontroleerd. Het laatste controleprobleem was de verificatie van het oefenen van de ademhalings- en denkvaardigheid. Slechts een klein aantal bowlers stuurde het huiswerkformulier terug waarop zij het oefenen van de mentale vaardigheden bijhielden. Samenvattend is mijn oorspronkelijke idee niet optimaal uitgevoerd en daarom moeten conclusies uit het natuurlijkesettingonderzoek, over de invloed van de mentale vaardigheden, voorzichtig vastgesteld worden.

---

* De Kaiser-Meyer-Olkin-waarde is een maat voor de adequaatheid van de factoranalyse.

De groep van 80 die zich plaatste voor de halve finales, werden verschillende mentale vaardigheden toegewezen op basis van een homogene indeling. Pasgemiddelde was de hoofdfactor in het verdelen van de bowlers over de mentale vaardigheidsgroepen. Elke groep had twintig bowlers die niet allemaal per post bereikt konden worden. Aan het eind van de finale bleven over: dertien bowlers met ademhalingsvaardigheid, elf met denkvaardigheid, zes met eigen mentale voorbereiding en zes zonder specifieke opdracht. Dit is een klein aantal proefpersonen.

7.5 IMPLICATIES VAN DE BEVINDINGEN UIT PRAKTIJKONDERZOEKEN

7.5.1 Implicaties voor de sportwereld

De bovenstaande bevindingen hebben implicaties voor de wereld van competitie-sporten. Wanneer een sportprestatie verklaard moet worden kan eerst gekeken worden naar tabel 1-1. Een van deze factoren of determinanten kan de sportprestatie verklaren. Wanneer er geen duidelijke sociale, fysieke, technische of tactische oorzaken zijn, dan kan het een mentale kwestie zijn. In deze paragraaf worden enkele algemene voorbeelden van ineffectief sportgedrag verklaard aan de hand van het mentale concept(en) en de vaardigheid(en) die dit ineffectieve gedrag kunnen veranderen.

1 *Falen in de eerste ronde van een toernooi vanwege de loting*
Verklaring: hierbij beïnvloedt cognitie de activatie en de activatie beïnvloedt stimulusherkenning. Stimulusherkenning beïnvloedt de uitvoering op een negatieve manier. Mentale vaardigheden: doelen stellen en ontspanning.

2 *Beter zijn op papier*
Verklaring: sporters denken vaak voor de wedstrijd dat zij zullen verliezen omdat de tegenstander 'op papier beter is'. Hij staat bijvoorbeeld hoger op de ranglijst. Deze verwachting beïnvloedt de activatie en de activatie beïnvloedt de responsselectie. Met andere woorden, de aandacht wordt niet goed gericht op de op handen zijnde taak maar op het resultaat. Mentale vaardigheden: doelen stellen, aandachtstraining en verbeelding.

3 *Verliezen van een zwakkere tegenstander*
Verklaring: de sporter denkt dat hij veel beter is en dat deze wedstrijd makkelijk te winnen is. Deze gedachte vermindert de activatie en activatie beïnvloedt de antwoordselectie. In dit geval is de uitvoering vaak niet precies. Daarom bereikt de sporter niet zijn beste niveau terwijl de tegenstander goed speelt en wint. Mentale vaardigheden: doelen stellen en energie opwekken.

4 *Boos zijn op scheidsrechters*
Verklaring: slechte beslissingen door scheidsrechters vormen een afleiding voor de meeste sporters. De manier waarop hierop gereageerd wordt kan of effectief of ineffectief zijn. Boos worden is gewoonlijk ineffectief omdat het een teken is van een laag

niveau van zelfcontrole en meer afgeleid zijn van de wedstrijd. Cognitie is er ook bij betrokken vanwege mogelijke eerder ervaringen met deze scheidsrechter of gelijk- soortige situaties. Mentale vaardigheden: gedachtecontrole, ontspanning en aandacht.

5 *Missen van een vrije worp of penalty*

Verklaring: dit wordt veroorzaakt door cognitie, emotie en/of activatie die de uitvoe- ring van deze schijnbaar makkelijke taak beïnvloeden. Gedachten over de gevolgen van de penalty verminderen de antwoordselectie en de uitvoering. Het emotionele belang verhoogt het activatieniveau en vermindert de antwoordselectie en de uitvoe- ring. Mentale vaardigheden: gedachtecontrole, aandachtstraining en ontspanning.

6 *Spanning voor een wedstrijd*

Verklaring: gedachten over de wedstrijd, de intentie en de motivatie kunnen de cogni- tie en emotie beïnvloeden, wat vervolgens het activatieniveau verhoogt. Mentale vaardigheden: gedachtecontrole, ontspanning en verbeelding.

7 *Een grote voorsprong verspelen en vervolgens de wedstrijd verliezen*

Verklaring: sporters zijn geconcentreerd en doen het juiste op het juiste moment en op de juiste manier en worden zich opeens bewust dat ze het goed doen. De cognitie en emotie veranderen vanaf hier in irrelevante gedachten en intenties. Dan vermin- dert het activatieniveau en wordt de aandacht gericht op irrelevante signalen. Mentale vaardigheden: doelen stellen, aandachtstraining, gedachtecontrole en energie op- wekken.

8 *Slechte prestaties op belangrijke momenten*

Verklaring: veel sporters presteren beter op de training dan in wedstrijden. Op de trai- ning wordt de aandacht alleen op relevante zaken gericht en in wedstrijden worden daar veel processen aan toegevoegd. Wanneer een sporter vaak niet naar vermogen presteert op de momenten waar het echt om gaat, verhogen cognitie en emotie het acti- vatieniveau. De sporter is niet in staat zichzelf te controleren en heeft op dat moment geen zelfvertrouwen. Mentale vaardigheden: doelen stellen, ontspanning, aandacht- straining, gedachtecontrole en verbeelding.

9 *Black-out in een wedstrijd*

Verklaring: dit kan het vergeten van de tactiek in een wedstrijd zijn. Hierbij vermin- deren de emotie en activatie de cognitie. De sporter is niet in staat de informatie van binnen en buiten zijn lichaam en geest effectief te verwerken. Mentale vaardigheden om een black-out te voorkomen: ontspanning, aandachtstraining en verbeelding.

10 *Slecht functionerende teams*

Verklaring: wanneer een sporter in een team slechte groepsprocessen ervaart, beïn- vloedt dit natuurlijk de prestatie op een negatieve manier. Dit vanwege de verandering van intentie en motivatie, met als gevolg de verandering in emotie. Dit heeft een invloed op de stimulusherkenning en de antwoordselectie. De sporter kan de aandacht niet meer op relevante zaken richten. Mentale vaardigheden: groepsinterventie, ont- spanning, aandacht en verbeelding. In dit boek is weinig aandacht besteed aan groepsprocessen. Alhoewel deze zeer belangrijk zijn voor de uiteindelijke resultaten, was het hier geen onderwerp van onderzoek.

11   Invloed van andere personen

Verklaring: veel sporters hebben een coach, een trainer die ook vaak hun vertrouwenspersoon is. Ouders hebben ook een invloed op de sporter en zijn prestaties. Deze vertrouwenspersoon kan dingen zeggen tegen de sporter zodat de zelfkennis en motivatie van de sporter verandert. Daardoor is de stimulusherkenning, de antwoordselectie en natuurlijk de uitvoering effectiever. Aan de andere kant kunnen andere personen ook de druk opbouwen voor een sporter. Dit heeft ook een effect op zelfkennis en motivatie, maar dan is het effect een ineffectieve antwoordselectie en uitvoering van de bewegingen. Mentale vaardigheden: doelen stellen, gedachtecontrole en communicatie.

12   De automatismen zijn verdwenen

Verklaring: een automatisme is een directe lijn van taak naar cognitie naar uitvoering naar gedrag. Maar wat gebeurt er bijvoorbeeld bij het oversteken van een straat door een Europeaan in Engeland? Het automatisme is niet geschikt voor het veilig oversteken van de straat. Automatismen kunnen niet makkelijk veranderd worden, maar zijn aan de andere kant niet altijd zo automatisch als we denken (bijvoorbeeld bij een sporter die makkelijk fouten maakt in belangrijke wedstrijden). Een reflex is een directe lijn van taak naar sensorische perceptie naar uitvoering. Mentale vaardigheden: verbeelding.

13   Overtraining

Verklaring: de cognitie en emoties zijn sterker dan de activatie. Zelfs wanneer het lichaam signalen afgeeft van vermoeidheid of pijn, dan geven de cognities nog steeds de opdracht om door te gaan. Wanneer de sporter deze fysieke signalen negeert, zal overtraining het gevolg zijn. Mentale vaardigheden: doelen stellen, gedachtecontrole en ontspanning.

7.5.2 Implicaties voor de wetenschap

Twee vragen dienen beantwoord te worden. Wat weten we nu wat we van tevoren niet wisten en wat kunnen we doen wat we van tevoren niet konden? Vanuit theoretisch perspectief is er in de ontwikkeling van een model voor sportprestaties een volgende stap gemaakt. Het adaptieve model van Mulder gebruikt gewichten die de selectie van informatie beïnvloeden. Wanneer wij het perspectief van Nitsch gebruiken, wordt het belang van deze gewichten uitgebreid. Concepten als emotie en activatie worden meer benadrukt in het hypothetisch model zoals gepresenteerd in dit boek.

Ik ben geïnteresseerd in de effectiviteit van het mentale-trainingsprogramma, waarmee wordt bedoeld: de mentale vaardigheden, de interactie tussen de sportpsycholoog en de sporter en andere aanvullende factoren. Wat wij intuïtief aannamen is dat de persoonlijkheid van de sportpsycholoog een rol speelt in de ontwikkeling van de werkrelatie. Dit onderzoek toont op een empirische wijze aan dat dit ook geldt voor de effectiviteit van het mentale-trainingsprogramma. Andersen (2000) zegt het als volgt:

'Sportpsychologische dienstverlening is niet een ontspanningsoefening of een begeleide verbeeldingsoefening.... Het onderzoek naar overdracht is het onderzoek naar het proces.... Onze persoonlijkheden zijn het belangrijkste gereedschap voor onze professie en zij spelen een centrale rol in het proces van overdracht. Als een sportpsycholoog oprecht is, zorgzaam, respect heeft, vrij is van narcistische behoeften, sportpsychologie ziet als een service aan anderen en gefascineerd is door de variatie in menselijk gedrag en relaties, dan heeft de sportpsycholoog waarschijnlijk een zeer goed instrument om mee te werken (namelijk zichzelf). Als een sportpsycholoog behoeftig is, geaccepteerd wil worden door coaches en sporters, zich te veel identificeert met cliënten, zich zoveel inleeft bij de sporter dat grenzen vervagen en gezien wil worden als een goede sportpsycholoog, dan zal de behoefte een negatieve invloed hebben op de overdracht. Een groter probleemgeval is een sportpsycholoog met sterallures, wensen om met beroemde sporters te werken, die primair geïnteresseerd is in status en sporters ziet als een weg naar erkenning. Zulke narcistische behoeften kunnen hem leiden naar subtiel (afhankelijkheid koesteren) en minder subtiel (volledig uitbuitend) gedrag dat grote invloed heeft op de belangrijkste relatie in dit boek: de werkalliantie.' (Andersen 2000, pag. 7.)

Voor sportpsychologen die succesvolle mentale-trainingsprogramma's willen verzorgen, laat dit onderzoek zien dat het van belang is aandacht te besteden aan aanvullende factoren. Met name meningen over mentale training en sportpsychologen zijn belangrijk voor de effectiviteit van het mentale-trainingsprogramma. Het opbouwen van een goed imago en pr is belangrijk om het werk van sportpsychologen bij de doelgroepen (sporters, trainers, coaches, sportbonden) te krijgen. Bij het werken met sporters moet de nadruk liggen op de ontwikkeling van zelfvertrouwen, het bereiken van het juiste spanningsniveau in wedstrijden, het omgaan met omstandigheden en het verklaren van prestaties.

Bijlage 1 Vragenlijst ervaringen mentale training

Hallo,

In het kader van mijn promotieonderzoek aan de Sporthochschule in Köln, Duitsland, wil ik je medewerking vragen betreffende je *ervaringen* met mentale training. Je hebt bij mij lang of minder lang geleden mentale training gehad, of je volgt op dit moment mentale training bij mij. Over deze mentale training wil ik je een aantal vragen stellen. Misschien heb je ook bij een andere sportpsycholoog mentale training gevolgd. Betrek deze ervaringen ook in je antwoorden.

De gegevens zijn anoniem en vertrouwelijk. Dat wil zeggen dat je nergens je naam op mag zetten en dat jouw gegevens niet terug te vinden zijn in het onderzoek. Beantwoord de vragen zoals *jij* de mentale training ervaren hebt. Je antwoordt door in te vullen, aan te kruisen of één van de zeven cijfers te omcirkelen. Het invullen duurt 10 tot 15 minuten.

Bijgesloten vind je een retourenveloppe, die al geadresseerd en gefrankeerd is. Het is belangrijk voor mij dat je de vragenlijst terugstuurt. Gelieve dit zo spoedig mogelijk te doen. Het kan zijn dat je door drukke werkzaamheden, vakantie, toernooien of trainingskampen niet in de gelegenheid bent om de vragenlijst direct in te vullen en terug te sturen. Ik stel het op prijs als je uiterlijk vóór 1 september (01-09-1998) het formulier terugstuurt.

Alvast hartelijk dank voor je medewerking.

Vragenlijst (invullen of aankruisen bij een vierkantje (□))

1 Geboortejaar: 19....................

2 Geslacht: □ man □ vrouw

3 Sport of specialisme binnen een sport:...

4   Hoeveel jaar beoefen je deze sport:
     ☐ 1-5 jr ☐ 6-10 jr   ☐ 11-15 jr ☐ 16-20 jr   ☐ 21-25 jr ☐ >25 jr

5   Indien van toepassing, hoe lang ben je lid van een nationale selectie van je bond:

     .... jaar.

6   Hoogste niveau van de toernooien waar je tot nu toe aan deelgenomen hebt:
     (twee aankruisen)
     ☐ Afdeling/District/Provincie Kampioenschappen ☐World Games
     ☐ Europese Kampioenschappen ☐ Wereld Beker wedstrijden
     ☐ Nederlandse Jeugd Kampioenschappen ☐ Olympische Spelen
     ☐ Wereld Kampioenschappen ☐ Europese Jeugd Kampioenschappen
     ☐ Wereld Jeugd Kampioenschappen ☐ Nederlandse Kampioenschappen

7   In welk jaar heb je je hoogste niveau tot nu toe bereikt: 19.................

8   (indien van toepassing)
     Wat is je hoogste klassering op een Nederlands Kampioenschap tot nu toe:

     ....e in 19............
     Wat is je hoogste klassering op een Europees Kampioenschap tot nu toe:

     ....e in 19............
     Wat is je hoogste klassering op een Wereld Kampioenschap tot nu toe:

     ....e in 19............
     Wat is je hoogste klassering op de Olympische Spelen tot nu toe:

     ....e in 19............
     Wat is je hoogste klassering op de World Games tot nu toe:

     ....e in 19............

9   Geef aan in welke fase jouw sportcarrière zich bevindt (onafhankelijk van tijde-
     lijke invloeden, zoals een blessure, of dat je tijdelijk meer tijd besteedt aan
     school of werk) (zie figuur bijlage 1-1):
     ☐ 1 = opbouw   ☐ 2 = topniveau en pieken naar grote toernooien
     ☐ 3 = afbouwen   ☐ 4 = gestopt met topsport

Figuur bijlage 1-1 Fase in de sportcarrière

10 Plaats waar de mentale training voornamelijk plaatsvond:
☐ praktijk van sportpsycholoog
☐ sporthal/zaaltje in sporthal
☐ zaal/kamer in hotel   ☐ elders, nl:.............................. (invullen)

11 Moment waarop mentale training plaatsvond:
☐ tijdens trainingsdagen ☐ op afspraak

12 Vorm waarin mentale training gegeven werd:
☐ individueel ☐ groep ☐ groep + individueel

13 Hoeveel jaar geleden ben je voor het eerst begonnen met mentale training:
☐ 0-2 jr ☐ 3-5 jr ☐ 6-8 jr ☐ 8-10 jr ☐ >10 jr

14 Voor de mentale training begon, was je mening over mentale training:
☐ zeer negatief ☐ negatief ☐ neutraal ☐ positief ☐ zeer positief

15 Na de mentale training is je mening over mentale training:
☐ zeer negatief ☐ negatief ☐ neutraal ☐ positief ☐ zeer positief

Waarom doe je aan (top)sport:

16 Om mijn prestatieniveau te verhogen:[1]

niet belangrijk   1   2   3   4   5   6   7   belangrijk

17 Om te winnen:*

niet belangrijk   1   2   3   4   5   6   7   belangrijk

[1] Omcirkel één van de zeven cijfers.

18 Om plezier te hebben:*

niet belangrijk   1   2   3   4   5   6   7   belangrijk

19 ....:* (eventueel zelf invullen)

niet belangrijk   1   2   3   4   5   6   7   belangrijk

Beantwoord de vragen 20-31 naar aanleiding van de volgende uitspraken:

20 'Ik kan me voor belangrijke wedstrijden goed motiveren.'
Voor de mentale training:*
bijna nooit   1   2   3   4   5   6   7   heel vaak

Na de mentale training:*
bijna nooit   1   2   3   4   5   6   7   heel vaak

21 'Ik bereik mijn juiste spanningsniveau in belangrijke wedstrijden.'
Voor de mentale training:*
bijna nooit   1   2   3   4   5   6   7   heel vaak

Na de mentale training:*
bijna nooit   1   2   3   4   5   6   7   heel vaak

22 'Ik kan me op belangrijke momenten afsluiten voor afleidingen.'
Voor de mentale training:*
bijna nooit   1   2   3   4   5   6   7   heel vaak

Na de mentale training:*
bijna nooit   1   2   3   4   5   6   7   heel vaak

23 'Ik speel belangrijke wedstrijden met zelfvertrouwen.'
Voor de mentale training:*
bijna nooit   1   2   3   4   5   6   7   heel vaak

Na de mentale training:*
bijna nooit   1   2   3   4   5   6   7   heel vaak

24 'Ik ben in staat om slechte, minder goede, goede en topprestaties te verklaren.'
Voor de mentale training:*
bijna nooit   1   2   3   4   5   6   7   heel vaak

Na de mentale training:*

bijna nooit	1	2	3	4	5	6	7	heel vaak

25 'Ik kan goed omgaan met moeilijke omstandigheden.'
Voor de mentale training:*

bijna nooit	1	2	3	4	5	6	7	heel vaak

Na de mentale training:*

bijna nooit	1	2	3	4	5	6	7	heel vaak

26 'Ik gebruik mijn kennis van psychologische processen in de sport.'
Voor de mentale training:*

bijna nooit	1	2	3	4	5	6	7	heel vaak

Na de mentale training:*

bijna nooit	1	2	3	4	5	6	7	heel vaak

27 'Ik gebruik mijn kennis over mezelf, mijn zelfkennis, in wedstrijden.'
Voor de mentale training:*

bijna nooit	1	2	3	4	5	6	7	heel vaak

Na de mentale training:*

bijna nooit	1	2	3	4	5	6	7	heel vaak

28 'De technische uitvoering van mijn bewegingen is goed, ook als het erop aankomt.'
Voor de mentale training:*

bijna nooit	1	2	3	4	5	6	7	heel vaak

Na de mentale training:*

bijna nooit	1	2	3	4	5	6	7	heel vaak

29 'Ik bereik mijn maximale persoonlijk prestatieniveau in belangrijke wedstrijden.'
Voor de mentale training:*

bijna nooit	1	2	3	4	5	6	7	heel vaak

Na de mentale training:*

bijna nooit	1	2	3	4	5	6	7	heel vaak

30 'Ik bereik betere resultaten t.o.v. mijn concurrentie in belangrijke wedstrijden.'
Voor de mentale training:*
bijna nooit   1   2   3   4   5   6   7   heel vaak

Na de mentale training:*
bijna nooit   1   2   3   4   5   6   7   heel vaak

31 ....:* (eventueel zelf invullen)
Voor de mentale training:*
bijna nooit   1   2   3   4   5   6   7   heel vaak

Na de mentale training:*
bijna nooit   1   2   3   4   5   6   7   heel vaak

De volgende vragen (32-37) gaan over het gebruik van mentale vaardigheden zoals die in de mentale training aan de orde zijn gekomen.

32 Hoe vaak gebruik je de mentale vaardigheden tegenwoordig in wedstrijden?
☐ bijna nooit, het is wat weggezakt   ☐ vaak, vooral bij belangrijke momenten
☐ zelden, alleen als ik eraan denk   ☐ bijna altijd, het is een vast onderdeel
☐ even vaak wel als niet   van mijn voorbereiding

33 Hoeveel tijd besteed je tegenwoordig gemiddeld aan de volgende vaardigheden van de mentale training, in de wedstrijdvoorbereiding?
a (buik)ademhaling:
   ☐ geen tijd ☐ weinig ☐ redelijk veel ☐ veel tijd
b (spier)ontspanning:
   ☐ geen tijd ☐ weinig ☐ redelijk veel ☐ veel tijd
c verbeelding van sporttechnieken:
   ☐ geen tijd ☐ weinig ☐ redelijk veel ☐ veel tijd
d verbeelding van gevoelens:
   ☐ geen tijd ☐ weinig ☐ redelijk veel ☐ veel tijd
e zelfspraak m.b.t. sporttechnieken:
   ☐ geen tijd ☐ weinig ☐ redelijk veel ☐ veel tijd
f zelfspraak m.b.t. gevoelens:
   ☐ geen tijd ☐ weinig ☐ redelijk veel ☐ veel tijd
g gedachtecontrole m.b.t. doelen stellen:
   ☐ geen tijd ☐ weinig ☐ redelijk veel ☐ veel tijd
h gedachtecontrole m.b.t. reëel denken:
   ☐ geen tijd ☐ weinig ☐ redelijk veel ☐ veel tijd

34 'Ik gebruik de mentale vaardigheden die te maken hebben met het regelen van mijn spanning in wedstrijden, zoals ademhaling, ontspanning en rustgevende/oppeppende verbeelding.'

Voor de mentale training:*

bijna nooit		I	2	3	4	5	6	7	heel vaak

Na de mentale training:*

bijna nooit		I	2	3	4	5	6	7	heel vaak

35 'Ik gebruik de mentale vaardigheden die te maken hebben met mijn concentratie in wedstrijden, zoals het stellen van doelen, verbeelding van technieken, en gedachtecontrole.'

Voor de mentale training:*

bijna nooit		I	2	3	4	5	6	7	heel vaak

Na de mentale training:*

bijna nooit		I	2	3	4	5	6	7	heel vaak

36 Wie of wat heeft veel invloed gehad op het gebruiken van de mentale vaardigheden? (evt. meerdere aankruisen)

☐ sportpsycholoog ☐ arts ☐ boeken ☐ ouders ☐ persoonlijke trainer
☐ fysiotherapeut ☐ cassettebandjes ☐ gesprekken met collega-sporters
☐ persoonlijke coach ☐ bondscoach ☐ bestuursleden ☐ NOC*NSF-mensen

☐ andere bronnen: nl...

37 Zijn er, naast de mentale vaardigheden, andere redenen die voor een verandering kunnen hebben gezorgd? (evt. meerdere aankruisen)

☐ dat er over het mentale gepraat kan worden, het taboe eraf is
☐ de beslissing om naar een sportpsycholoog te gaan, dat het zo niet langer kon
☐ het vertrouwen in de sportpsycholoog
☐ door me te verdiepen in andere mentale methoden en technieken
☐ de persoonlijkheid van de sportpsycholoog (taalgebruik, kleding, uitstraling)
☐ toen het onbekende eraf was en ik wist dat het niks met 'gek zijn' te maken had
☐ het besef dat mentale training een vaste plek hoort te hebben, naast techniek, tactiek en conditie
☐ de positieve mening over mentale training van mensen in mijn omgeving (ouders, trainers, sporters)

☐ andere reden, nl...

De volgende vragen (38-40) gaan over de minpunten van de mentale training. Je kunt aangeven of je ergens voldoende informatie over hebt gehoord, of dat ergens voldoende tijd aan besteed is. Tevens kun je suggesties invullen over verbeteringen aan de mentale training.

38 Ik heb voldoende gehoord over:

concentratie	☐ ja	☐ nee
spanning	☐ ja	☐ nee
ademhaling/ontspanning	☐ ja	☐ nee
omgaan met trainer/coach	☐ ja	☐ nee
omgaan met ouders	☐ ja	☐ nee
motivatie	☐ ja	☐ nee
kennis over mijn sport	☐ ja	☐ nee
conflicthantering	☐ ja	☐ nee
communicatie	☐ ja	☐ nee
carrièreplanning	☐ ja	☐ nee

....(evt. zelf invullen)

39 Er is voldoende tijd besteed aan:

uitleg over mentale training	☐ ja	☐ nee
bewustwording	☐ ja	☐ nee
ademhaling	☐ ja	☐ nee
ontspanning	☐ ja	☐ nee
verbeelding	☐ ja	☐ nee
gedachtecontrole	☐ ja	☐ nee
individuele problemen	☐ ja	☐ nee
teamproblemen	☐ ja	☐ nee
toepassing in de wedstrijden	☐ ja	☐ nee
omgaan met trainer	☐ ja	☐ nee

....(evt. zelf invullen)

40 Algemene suggesties en ideeën:

....

....

....

....

....

....

....

Hartelijk dank voor je medewerking!

Bijlage 2   Vragenlijst bowling-onderzoek

Hallo,

Vandaag zal je worden gevraagd om na afloop van je wedstrijd een formulier in te vullen.

Op het formulier staan vragen over jou en over hoe je je voelt tijdens het bowlen. Je omcirkelt één van de cijfers 1 t/m 7 om antwoord te geven op de vragen.

Je speelt twee series na elkaar, eerst een single en dan een dubbel of eerst een dubbel en dan een single. Na je laatste serie van vandaag heb ik graag dat je het formulier invult, ook als je teleurgesteld of boos bent en het liefst snel naar huis zou willen.

Het invullen duurt 2 tot 5 minuten. Het is niet verplicht om mee te doen.

Als je deze ronde doorkomt en in april de halve finales gaat spelen, krijg je van mij informatie thuisgestuurd. Iedereen schrijft op een apart briefje zijn/haar naam, adres, postcode en woonplaats. Op de vragenlijst zelf mag je je naam **niet** zetten.

Wil je tegen je ouder(s) en/of begeleiders vertellen dat je niet meteen weg kunt maar eerst nog een formulier gaat invullen. Dan weten ze dat ze even moeten wachten.

Over een tijdje komen de resultaten van het onderzoek in het bowlingsportmagazine te staan.

Bij voorbaat dank voor je medewerking.

Rico Schuijers (sportpsycholoog bij de NBF)

Naam: ....

Adres: ....

Postcode: ....

Woonplaats: ....

Geboortedatum: ............-............-...........   Aantal jaren dat je bowlt: ....jaar

Pasgemiddelde: ....

(aankruisen s.v.p.)
☐ links gooiend ☐ rechts gooiend ☐ aspirant ☐ junior ☐ jongen ☐ meisje

Hoeveel NK's heb je meegemaakt (zonder deze): ....

Postcode: ....   Huisnr.:..........

Was je dit seizoen lid van de Nederlandse selectie van 12 jongens of meisjes: ja/nee (omcirkelen).

Bij de volgende vragen *omcirkel je het cijfer* dat het best aangeeft hoe je je voelde. Er zijn geen goede en slechte antwoorden, het gaat erom *hoe jij je voelde*.

Vragenlijst
Ik speelde vandaag...

| heel slecht | 1 | 2 | 3 | 4 | 5 | 6 | 7 | heel goed |

Ik was zenuwachtig vandaag.
in singles:

| nee, helemaal niet | 1 | 2 | 3 | 4 | 5 | 6 | 7 | ja, heel erg |

in dubbels:

| nee, helemaal niet | 1 | 2 | 3 | 4 | 5 | 6 | 7 | ja, heel erg |

Ik had er zin in vandaag.
in singles:

| nee, helemaal niet | 1 | 2 | 3 | 4 | 5 | 6 | 7 | ja, heel veel |

in dubbels:

nee, helemaal niet   1   2   3   4   5   6   7   ja, heel veel

Ik geloofde in mijzelf vandaag.
in singles:

nee, helemaal niet   1   2   3   4   5   6   7   ja, heel veel

in dubbels:

nee, helemaal niet   1   2   3   4   5   6   7   ja, heel veel

Ik was rustig op belangrijke momenten vandaag.
in singles:

nee, helemaal niet   1   2   3   4   5   6   7   ja, heel erg

in dubbels:

nee, helemaal niet   1   2   3   4   5   6   7   ja, heel erg

Ik kon me goed concentreren vandaag.
in singles:

nee, helemaal niet   1   2   3   4   5   6   7   ja, heel goed

in dubbels:

nee, helemaal niet   1   2   3   4   5   6   7   ja, heel goed

Ik was kwaad vandaag.
in singles:

nee, helemaal niet   1   2   3   4   5   6   7   ja, heel vaak

in dubbels:

nee, helemaal niet   1   2   3   4   5   6   7   ja, heel vaak

Ik kon de spares maken vandaag.
in singles:

nee, helemaal niet   1   2   3   4   5   6   7   ja, heel goed

in dubbels:

nee, helemaal niet   1   2   3   4   5   6   7   ja, heel goed

Ik heb technisch goed gebowld vandaag.
in singles:

nee, helemaal niet	I	2	3	4	5	6	7	ja, heel goed

in dubbels:

nee, helemaal niet	I	2	3	4	5	6	7	ja, heel goed

De baancondities waren gunstig voor mij vandaag.
in singles:

nee, helemaal niet	I	2	3	4	5	6	7	ja, heel erg

in dubbels:

nee, helemaal niet	I	2	3	4	5	6	7	ja, heel erg

Denk je dat je de halve finales hebt gehaald?
in singles:

nee, zeker niet	I	2	3	4	5	6	7	ja, zeker wel

in dubbels:

nee, zeker niet	I	2	3	4	5	6	7	ja, zeker wel

Heb je alles ingevuld? Bedankt voor je medewerking!

Opdracht

Bij iedere bal die je de komende weken gooit haal je van tevoren diep adem in en blaas je langzaam uit. De tijd van uitademen is 2 seconden langer dan de tijd van inademen. Op dagen dat je niet bowlt, adem je 1 keer per dag in 3 seconden in en in 9 seconden uit. Dit herhaal je 4 keer. Dus, 3 in 9 uit, 3 in 9 uit, 3 in 9 uit, 3 in 9 uit.

Opdracht

Bij iedere bal die je gooit denk je van tevoren (tijdens het wachten, of tijdens hand boven blower) de volgende gedachten: ik wil goed bowlen, ik kan goed bowlen, ik durf goed te bowlen en ik ga goed bowlen. Op dagen dat je niet bowlt, denk je 1 keer per dag aan het bowlen en denkt er die vier gedachten bij.

Opdracht

Je bereidt je op jouw normale manier voor op de wedstrijd.

Naam: ....

Geboortedatum: ..........-..........-..........   Postcode: ....

☐ aspirant ☐ junior ☐ jongen ☐ meisje (aankruisen s.v.p.)

Was je dit seizoen lid van de Nederlandse selectie van 12 jongens of meisjes: ja/nee (omcirkelen)

Bij de volgende vragen *omcirkel je het cijfer* dat het best aangeeft hoe je je voelde. Er zijn geen goede en slechte antwoorden, het gaat erom *hoe jij je voelde*.

Ik speelde........								
heel slecht	1	2	3	4	5	6	7	heel goed

Ik was zenuwachtig.								
nee, helemaal niet	1	2	3	4	5	6	7	ja, heel erg

Ik had er zin in.								
nee, helemaal niet	1	2	3	4	5	6	7	ja, heel veel

Ik geloofde in mijzelf.								
nee, helemaal niet	1	2	3	4	5	6	7	ja, heel veel

Ik was rustig op belangrijke momenten.								
nee, helemaal niet	1	2	3	4	5	6	7	ja, heel erg

Ik kon me goed concentreren.								
nee, helemaal niet	1	2	3	4	5	6	7	ja, heel goed

Ik was kwaad.								
nee, helemaal niet	1	2	3	4	5	6	7	ja, heel vaak

Ik kon de spares maken.								
nee, helemaal niet	1	2	3	4	5	6	7	ja, heel goed

Ik heb technisch goed gebowld.								
nee, helemaal niet	1	2	3	4	5	6	7	ja, heel goed

De baancondities waren gunstig voor mij.

nee, helemaal niet   1   2   3   4   5   6   7   ja, heel erg

Ik heb de opdracht die ik thuis mocht oefenen, gebruikt tijdens de wedstrijd.

nee, helemaal niet   1   2   3   4   5   6   7   ja, heel veel

Welke opdracht had je (aankruisen s.v.p.):

☐ ademen ☐ denken ☐ eigen manier ☐ geen

Zijn er andere dingen gebeurd die een invloed hebben kunnen gehad op hoe je je vandaag voelde?

☐ nee

☐ ja, namelijk: ....

....

In finales presteer ik beter dan in voorrondes.

nee, helemaal niet   1   2   3   4   5   6   7   ja, zeer zeker

Heb je alles ingevuld? Bedankt voor je medewerking!

Bijlage 3 Opmerkingen respondenten

Opmerkingen op het formulier

75 van de 213 = 35,2% van de respondenten heeft een opmerking of suggestie opgeschreven.

1   Groetjes.

2   Je kunt er nooit genoeg over horen.

3   Toen ik deze lijst invulde was ik net in een fase dat ik het gevoel heb dat ik met de
mentale training ook werkelijk wat doe, dit is na een aantal jaren voor het eerst.

4   De coach beter leren de taak van de sportpsycholoog over te nemen onder andere
in persoonlijke begeleiding, conflicthantering, stresssituaties.

5   Voor mij persoonlijk is het niet zo nodig, maar veel spelers waren toch niet geoefend genoeg in de technieken.

6   Ik wil alleen zeggen dat ik het heel goed vind dat we een sportpsycholoog hebben
en dat ik er heel veel aan gehad heb en nog steeds heb.

7   In het begin stond ik erg negatief tegenover mentale training, maar ik zie in dat er
veel bowlers zijn die wel degelijk baat hebben bij mentale training. Persoonlijk vind ik
dat gedachtecontrole met betrekking tot doelen stellen en reëel denken <u>niet</u> onder het
mentale gedeelte van het bowlen valt.

8   Het zou wel iets zijn als de sportpsycholoog een vast onderdeel wordt van een wie-
lerteam net zoals een verzorger, masseur en mecanicien.

9   Individuele mentale training eens in de tijd om persoonlijk te evalueren, voor
beide partijen nuttig. Ervaringen uitwisselen in de groep van andere speelsters met
mentale onderwerpen.

10 Groepen eerst selecteren of opdelen naar persoonlijkheden en daar de mentale
training op aanpassen. Meer verhalenderwijs lesgeven. Succes met je promotieonderzoek.

11 Het begrip 'mentale training' is net nieuw voor mij. In de praktijk moet ik nog
leren om het toe te passen.

12 Een terugkomsessie of evaluatiedag inlassen na een belangrijke wedstrijd.

13 Misschien iets meer in de praktijk helpen. Alles is tijdens theorielessen gedaan.

14 Meer individueel te werk gaan. Individuele sessies werken beter dan groepssessies.

15 Het toepassen van de mentale vaardigheden binnen wedstrijden en trainingen zijn over het algemeen te weinig toegepast. Het zou wenselijk zijn als je nog meer vaardigheden krijgt aangereikt die wel toepasbaar zijn binnen de wedstrijden en trainingen.

16 Ik denk dat er vanuit sportpsychologen, coaches en trainers meer gewerkt moet worden aan het zelfvertrouwen van de sporters, zoals de Amerikaanse methode: jezelf laten oppeppen en groter prijzen.

17 Vaker praten over hoe je met problemen binnen het team moet omgaan.

18 Afgelopen WK hebben we goed als groep (team) gefunctioneerd. Toen tijdens het toernooi onze coach ons diverse malen in de kou zette, hebben we dat samen op kunnen lossen. Mede doordat wij de mentale druk beter verteerden dan de coach. Bedankt.

19 Er wordt veel aandacht besteed aan hoe je mentaal sterker wordt, in de lange versie. Ik vind dat er meer aandacht besteed mag worden als je met de wedstrijd bezig bent, hoe je dan het beste wat toe kunt passen.

20 Sorry voor het nu pas opsturen, maar ik ben inmiddels gestopt met topsport. Veel succes in je carrière.

21 Image building ten opzichte van doelgroep.

22 Omgaan met coach en teamproblemen vind ik ook belangrijke problemen.

23 Regelmatige mentale trainingen worden sneller en positiever opgepakt dan bijvoorbeeld 1 keer per maand.

24 Het ligt natuurlijk ook aan de tijd die te besteden is aan mentale training, maar meer informatie over hoe je met bijvoorbeeld trainer, ouders, coach moet omgaan zou prettig zijn.

25 Meer individuele begeleiding (kosten?)

26 Ga zo door.

27 Veel succes met je promotieonderzoek. Overigens hoe anoniem is het als je je geboortejaar en discipline opschrijft.

28 Je moet vaak de geleerde dingen herhalen want het vervaagt snel, maar het helpt!

29 Succes.

30 Ik zou graag wat meer individuele begeleiding willen.

31 Ga zo door. Succes in de toekomst en misschien tot ziens.

32 Succes met je promotie.

33 Mentale training hoort echt bij topsport!

34 Succes met promoveren. Denk aan omgang met conflicten. Nationale en internationale bonden zijn stug.

35 De mentale vaardigheden waren slechts een heel klein stukje. Veel baat heb ik gehad bij het persoonlijkheidsonderzoek waarin duidelijk werd hoe het komt dat ik zo reageer/omga met mijn omgeving zowel privé als in de sport.

36 Er werden veel te veel punten besproken, waardoor ik tijdens een wedstrijd niet de belangrijkste instructies in praktijk kon brengen. Mijn mentale training is niet positief tot uiting gekomen. Ik vond het jammer dat Rico na mijn gehouden sessies geen belangstelling meer in mij getoond heeft.

37 Mentale training is denk ik erg belangrijk, vooral in mijn sport, maar het is een erg breed begrip. En dus ook moeilijk aan te geven in welke richting je moet werken en verbeteren.

38 Ik denk dat het heel belangrijk is om de gevoelens en de problemen rond het zelf-vertrouwen te bespreken.

39 Soms was de taal te moeilijk voor mij om te begrijpen.

40 Ik heb veel geleerd van mentale training, vooral als ik me slecht voelde bij wed-strijden dan kon ik uit de mentale training weer moed halen.

41 Iemand kan dingen blijven leren al is het maar uit een herhaling van simpele din-gen. Veel is toch afhankelijk van hoeveel tijd je er zelf aan besteedt.

42 Ik zou nog graag wat meer (als het zinvol is) tegen je 'tegenstander' een strijd heb-ben, misschien met rollenspel of iets dergelijks.

43 Er moet nog meer tijd aan besteed worden want het is eigenlijk te weinig.

44 Een topsporter blijft een topsporter ook in het maatschappelijk leven na de spor-tieve carrière. Het is bijzonder interessant dat het geleerde geëxtrapoleerd kan worden naar het bedrijfsleven en sociale leven.

45 Trainers en begeleiders meer laten meedoen met de mentale training en deze ook vol blijven houden. Succes met je promotieonderzoek.

46 Volgens mij is het handig om een uitgebreide samenvatting van alle punten te maken. Een soort boek waar alles in staat met oefeningen en voorbeelden. Als je iets leest, uitvoert dan blijft het langer hangen als dat het uitgelegd wordt. En als je een boekje hebt kun je het altijd nog eens doorlezen of opzoeken.

47 Ik heb het gevoel dat ook na mijn topsportcarrière, de vaardigheden mij in veel situaties helpen.

48 Leg alles wat makkelijker uit met niet van die moeilijke woorden.

49 Om de paar jaar een follow-up zou nuttig zijn. Niet te vaak anders krijgt mentale training te veel nadruk.

50 Wij zouden nog een sessie hebben met kinderen, ouders en trainers, maar dat is er niet van gekomen, terwijl dat voor mij zeer belangrijk was.

51 Mentale training blijft een stiefkindje. Je begint steeds opnieuw omdat een deel nieuwe sporters de basis niet gehad heeft.

52 Vragen 21 tot 30 vond ik onduidelijk, ik hoop dat ik het goed heb ingevuld.

53 Heel veel technieken doe je al automatisch (je staat er niet bij stil dat je ze onbewust toch gebruikt).

54 Goede communicatie tussen trainer en sporter geeft een bepaald vertrouwen en ontspanning. Geen goede communicatie leidt tot conflicten. Succes met je promotie-onderzoek.

55 Ik vond het wel leuk vooral omdat je je eigen mening kwijt kon. Bedankt Rico, het gaat nu best wel goed met wedstrijden.

56 Samen met sportpsycholoog wedstrijd spelen en naderhand effecten van mentale voorbereiding op wedstrijdprestatie analyseren. Om sporter in staat te stellen in de toekomst betere analyses te maken en dus beter gebruik te maken van mentale training.

57 Succes.

58 Ga zo door.

59 Mijn sportbond moet het belang van mentale training in hun visie uitdragen. Sporters motiveren om MTB als noodzakelijkheid serieus te nemen. In groepssessies een compleet MTB-programma bieden aan sporters die veelal de zin van zo'n programma niet inzien, remt het ten volle benutten van het programma door de geïnteresseerde enkeling. Een geïnteresseerde groep met een karig MTB-programma levert in mijn ogen meer op dan een ongeïnteresseerde groep met een super MTB-programma.

60 Kan zijn dat er gewoon niet meer tijd en geld is maar ik denk dat 3 à 4 seminars vrij kort is om alles te behandelen, dat kan ook niet. Enkele punten kunnen diep behandeld worden terwijl anderen niet aan bod komen of snel de revue passeren. Jammer, het is erg leerzaam!

61 Ik denk dat het voor ons team handig zou zijn om door te gaan met diegene die dat willen en zo ook wat individueler te werk gaan omdat er toch altijd mensen zijn die er niks aan hebben of die het niet willen. Bovendien zou ik het leuk vinden om er ook meer teambuilding dingen bij te krijgen. Dit klinkt misschien een beetje tegenstrijdig.

62 Een duidelijker afstemming tussen theorie en de toepassing tijdens de wedstrijden.

63 De training was heel leuk en leerzaam.

64 Psychologische sportbegeleiding is voor topsporters een noodzaak. Ik zou niet meer zonder kunnen.

65 Ik zou wel eens de mening van andere sporters willen horen en erover meepraten.

66 Misschien eens aandacht besteden aan topsport in het dagelijks leven, langere termijn. Wat doe je tijdens een crisis, blessures, omgang met andere mensen, als je te weinig tijd hebt. Dus niet alleen voorbereiding voor belangrijke wedstrijden.

67 Mentale training is een belangrijk onderdeel voor mij geworden. Ik kan als het ware hierdoor de knop omdraaien. Verder veel succes met je onderzoek, horen wij hier nog van?

68 Vooral doorgaan met praten in verstaanbaar Nederlands. Hierdoor heb ik meer geleerd dan van mijn vorige mentale trainer.

69 Mentale training moet zoveel mogelijk ingebouwd worden in de praktijk, dus tijdens het sporten in plaats van op een kantoortje, in een zaaltje of zo.

70 Ook bij teamsporten moet de keus vanuit de speler zelf komen zodat je altijd met een gemotiveerde groep werkt. Mensen die niet gemotiveerd zijn trekken aandacht en dat leidt af.

71 Rico, succes ermee.

72 Moest er eerst aan wennen dat mentale training erbij hoorde, maar het gaat steeds beter met me.

73 Ik denk dat mentale training het meeste effect heeft wanneer de psycholoog veel contact heeft met de spelers en wanneer de sportpsycholoog aanwezig is op het belangrijkste moment, dus tijdens een EK dan wel WK.

74 Ga zo door, ik heb er aldoor veel aan gehad.

75 Succes en tot ziens.

Literatuur

Andersen MB (2000). Beginnings: Intakes and the initiation of relationships. In Andersen MB (Ed.). Doing Sport Psychology (pp. 3-16). Champaign, Ill: Human Kinetics.

Andersen MB, Williams-Rice BT (1996). Supervision in the education and training of sport psychology service providers. The Sport Psychologist 10: 278-290.

Bakker FC, Dudink ACM (1994). Een overzicht van ontwikkelingen in de sportpsychologie. In: Bakker FC, Dudink ACM, Pijpers JR (red.), Sportpsychologie, Wetenschap en Toepassing IV (pp. 9-47). Amsterdam: VSPN.

Berg F van den, Damen T, Menkehorst H, Ridder L de, Schuijers R (2000). Handboek voor modulering en organisatie van mentale training en begeleiding in sportorganisaties. Arnhem: NOC*NSF.

Berg F van den, Damen T, Menkehorst H, Ridder L de, Schuijers R (2001). Using the Poldermodel for Development of Applied Sport Psychology Services in the Netherlands. In: Papaioannou A, Goudas M, Theodorakis Y (Eds.), Proceedings of the 10th ISSP congress, Vol. 1 (pp. 175-177). Skiathos: Christodoulidi Publications.

Brinkman W (1978). Het gedragstherapeutisch proces. In: Handboek gedragstherapie. Orlemans JWG (red.). Losbladige editie 1978-1992. Deventer: Van Loghum Slaterus.

Bull SJ (1991). Towards a model for understanding adherence to mental skills training. In: Nitsch JR, Seiler R (Eds.), Proceedings of the VIIIth European Congress of sport psychology, Vol. 3, (pp. 51-55). Sankt Augustin: Academia Verlag.

Burton D (1992). The Jekyll/Hyde nature of goals: reconceptualizing goal setting in sport. In: Horn TS (Ed.), Advances in Sport Psychology, (pp. 267-297). Champaign, Ill: Human Kinetics.

Cornelis L (2001). Typegids MBTI®. Gorinchem: Alfred Cornelis.

Duijsens IJ, Goekoop, JG, Spinhoven Ph (1999). Handleiding Temperament en Karakter Vragenlijst (TCI). Leiderdorp: Datec.

Eberspächer, H. (1990). Mentale Trainingsformen in der Praxis. Ein Handbuch für Trainer und Sportler. Oberhaching: sportinform.

Ellis A (1962). Reason and Emotion in Psychotherapy. New York, NY: Lyle Stuart.

Ellis A (1994). The sport of avoiding sports and exercise: A rational-emotive behavior therapy perspective. The Sport Psychologist 8:248-261.

Ericsson AK (2001). Deliberate Practice in Sport: Identification of the causal mechanisms mediating the acquisition of expert performance. In: Papaioannou A, Goudas M, Theodorakis Y (Eds.), Proceedings of the 10th ISSP congress, Vol. 2 (pp. 35-43). Skiathos: Christodoulidi Publications.

Feltz DL (1992). The nature of sport psychology. In: T.S. Horn (Ed.), Advances in Sport Psychology, (pp. 3-12). Champaign, Ill: Human Kinetics.

Feij JA, Zuilen RW van (1984). Handleiding bij de Spanningsbehoeftelijst (SBL). Lisse: Swets Test Publishers.

Flanders NA (1966). Interaction Analysis in the Classroom. A Manual for Observers. London: University Microfilms International.

Frank JD (1974). Persuasion and Healing: A comparative Study of Psychotherapy. Revised Edition. New York: Schocken Books.

Gabler H, Janssen JP, Nitsch JR. (1990). Gutachten 'Psychologisches Training' in der Praxis des Leistungssports. Probleme und Perspektiven. Köln: Sport und Buch Strauss.

Gabler H, Nitsch JR, Singer R (2000). Einführung in die Sportpsychologie. Teil 1: Grundthemen, 3rd ed. Schorndorf: Karl Hofmann.

Goldberg AS (1998). Sports Slump Busting. Champaign, Ill: Human Kinetics.

Gould D, Eklund RC, Jackson SA (1992a). 1988 U.S. Olympic wrestling excellence: I. Mental preparation, precompetitive cognition, and affect. The Sport Psychologist 6:358-382.

Gould D, Eklund RC, Jackson SA (1992b). 1988 U.S. Olympic wrestling excellence: II. Thoughts and affect occurring during competition. The Sport Psychologist 6:383-402.

Gould D, Greenleaf C, Guinan D, Chung Y (2002). A survey of U.S. Olympic coaches: Variables perceived to have influenced athlete performances and coach effectiveness. The Sport Psychologist 16:229-250.

Greenspan MJ, Feltz DL (1989). Psychological interventions with athletes in competitive situations: A review. The Sport Psychologist 3:219-236.

Hellstedt JC (1995). Invisible players: A family systems model. In Murphy SM (Ed.), Sport Psychology Interventions (pp. 117-147). Champaign, Ill: Human Kinetics.

Hermans HJM (1976). Handleiding bij de Prestatie Motivatie Test (PMT). Lisse: Swets Test Publishers.

Hermans HJM (1983). Handleiding bij de Prestatie Motivatie Test voor Kinderen (PMT-K). Lisse: Swets Test Publishers.

Hettema PJ (2002). Persoonlijkheid van top tot teen. Assen: Koninklijke Van Gorcum.

Hill KL (2001). Frameworks for Sport Psychologists. Champaign, Ill: Human Kinetics.

ISSP Newsletter (2003). Volume 13, issue 1 (april). www.issponline.org.

Jacobson E (1932). Electrophysiology of mental activities. American Journal of Psychology 44: 677-694.

Jackson SA, Csikszentmihaly M (1999). Flow in Sports. Champaign, Ill: Human Kinetics.

Janelle CM (1999). Ironic mental processes in sport: Implications for sport psychologists. The Sport Psychologist 13:201-220.

Lazarus RS (1966). Psychological Stress and the coping process. New York: McGraw-Hill.

Lloyd RJ, Trudel P (1999). Verbal interactions between an eminent mental training consultant and elite level athletes: a case study. The Sport Psychologist 13:418-443.

Luteijn F, Dijk H van, Ploeg FAE van der (1989). Handleiding bij de Nederlandse Persoonlijkheids Vragenlijst Junior (NPV-J). Lisse: Swets Test Publishers.

MacLean PD (1973). A Triune Concept of the Brain and Behavior. Toronto.

Menkehorst H (2000). Handleiding voor de Persoonlijke Prestatie Lijst voor Sporters (PPLS). Groningen: MTCC.

Miller B (2000). Workshop de Finish. In: Workshopserie The Mindrace. Arnhem: NOC*NSF topsport en Ben, Partner in Sport.

Mulder Th (1993). Current topics in motor control: implications for rehabilitation. In: Greenwood R, Barnes MP, McMillan ThM, Ward ChD (Eds.). Neurological Rehabilitation (pp. 125-134). Edinburgh: Churchill Livingstone.

Mulder Th (2001). De geboren aanpasser. Amsterdam: Contact.

Murphy SM, Jowdy DP (1992). Imagery and mental practice. In: Horn TS (Ed.), Advances in Sport Psychology, (pp. 221-250). Champaign, Ill: Human Kinetics.

Nideffer RM (1986). Concentration and Attention Control Training. In: Williams JM (Ed.), Applied Sport Psychology (pp. 257-269). Mountain View, CA: Mayfield.

Nitsch JR (1994). The organization of motor behaviour: an action-theoretical perspective. In: Nitsch JR, Seiler R (Eds.), Movement and Sport. Proceedings of the VIIIth European Congress of Sport Psychology, Vol.2 (pp. 3-21). Sankt Augustin: Academia Verlag.

Nitsch JR, Munzert J (1991). Handlungsregulation und Techniktraining. In: Daugs R, Mechling H, Blischke K, Olivier N (Eds.), Sportmotorisches Lernen und Techniktraining, (Internationales Symposium 'Motorik- und Bewegungsforschung' 1989 in Saarbrücken Bd.1, pp. 167-177). Schorndorf: Hofmann.

Nitsch JR, Munzert J (1997). Theoretische Probleme der Bewegungsorganisation. In: Nitsch JR, Neumaier A, de Marées H , Mester J (Eds.), Techniktraining. Beiträge zu einem inter- disziplinären Ansatz (pp. 50-71). Schorndorf: Hofmann.

Nitsch JR (1997). Empirical Research in Sport Psychology: A Critical Review of the Laboratory- Field Controversy. European Yearbook of Sport Psychology, Vol. 1 (pp. 1-28). Sankt Augustin: Academia Verlag.

Oosterlaan J, Prins PJM, Hartman CA, Sergeant JA (1995). Handleiding bij de Vragenlijst voor Angst bij Kinderen (VAK). Lisse: Swets Test Publishers.

Orlick T (1986). Psyching for Sport. Champaign, Ill: Leisure Press.

Orlick T (1992). The psychology of personal excellence. Contemporary Thought on Performance Enhancement 1: 109-122.

Orlick T (1990). In pursuit of excellence. How to win in sport and life through mental training, 2nd ed. Champaign, Ill: Human Kinetics.

Orlick T (1998). Embracing your Potential. Champaign, Ill: Human Kinetics.

Orlick T, Partington J (1988). Mental links to excellence. The Sport Psychologist 2:105-130.

Petitpas A (2000). The Littlefoot approach to learned resourcefullness. In Andersen MB (Ed.). Doing Sport Psychology (pp. 33-44). Champaign, Ill: Human Kinetics.

Ravizza K. (1986). Increasing awareness for sport performance. In: Williams JM, (Ed.), Applied Sport Psychology (pp. 149- 159). Mountain View, CA: Mayfield.

Rogers CR (1961). On Becoming a Person. Boston: Houghton Mifflin.

Schirm RW (1997). Structuren van de persoonlijkheid. Baar, Zwitserland: IBSA, alleen via licentie.

Schmidt RA (1975). A schema theory of discrete motor learning. Psychological Review 82: 225- 260.

Schmidt RA, Lee TD (1999). Motor Control and Learning: a Behavioural Emphasis (3rd ed.). Champaign, Ill: Human Kinetics.

Schreuder F. (1993). Handboek gegevensanalyse met SPSS/PC, 2nd ed. Schoonhoven: Academic Service.

Schreurs PJG, Willige G van de, Brosschot JF, Tellegen B, Graus GMH (1993). Handleiding bij de Utrechtse Coping Lijst (UCL). Lisse: Swets Test Publishers.

Schuijers, R. (2004). Effects of Mental Training Consultancy in Elite Sports. Dissertation Sporthochschule Köln.

Schuijers, R. (1997). Over scherp zijn gesproken. Houten: Bohn Stafleu Van Loghum.

Singer RN, Murphey M, Tennant LK (Eds.) (1993). Handbook of Research on Sport Psychology. New York: Macmillan.

Tjoa ASH (1998). Handleiding bij de Nederlandse bewerking van Edwards Personal Preference Schedule (EPPS). Lisse: Swets Test Publishers.

Van Raalte JL, Andersen MB (2000). Supervision I: From models to doing. In Andersen MB (Ed.). Doing Sport Psychology (pp. 153-165). Champaign, Ill: Human Kinetics.

Wagenaar WA (1988). Identifying Ivan: a Case Study in Legal Psychology. New York: Harvester/Wheatsheaf.

Williams JM (Ed.) (1986). Applied Sport Psychology: Personal Growth to Peak Performance. Mountain View, CA: Mayfield.

Williams JM, Harris DV (1998). Relaxation and energizing techniques for regulation of arousal. In Williams JM (Ed.), Applied Sport Psychology: Personal Growth to Peak Performance (3rd ed., pp. 219-236). Mountainview, CA: Mayfield.

Williams JM, Krane V (2001). Psychological characteristics of peak performance. In Williams JM (Ed.), Applied Sport Psychology: Personal Growth to Peak Performance (4th ed., pp. 162-178). Mountain View, CA: Mayfield.

Wolpe J (1973). The Practice of Behavior Therapy (2nd. ed.). New York: Pergamon.

Yerkes RM, Dodson JD (1908). The relation of strength of stimulus to rapidity of habit formation. Journal of Comparative Neurology of Psychology 18:459-482.

Zaichkowsky L, Takenaka K (1993). Optimizing arousal levels. In Singer RN, Murphey M, Tennant LK (Eds.), Handbook of Research on Sport Psychology (pp. 528-541). New York: MacMillan.

Register

Printed in the United States
By Bookmasters